Tanz & Yoga

paraṃ

Gabriele Klaiber

Tanz & Yoga

paraṃ

Bibliografische Information Der Deutschen Bibliothek

Die Deutsche Bibliothek verzeichnet diese Publikation
in der Deutschen Nationalbibliografie;
detaillierte bibliografische Daten sind im Internet über
http://dnb.ddb.de
abrufbar.

Gestaltung ComGraphiX, Ahlerstedt
Gesamtherstellung Steinmeier, Nördlingen

ISBN 978-3-88755-**348**-7

www.param-verlag.de

1 Die Entdeckungsreise

2 Tanz

3 Yoga

4 Meditation und vedische Philosophie

5 Synthese

6 Ausklang

Verzeichnis der Übungen

Meine Seele

---

ist eine leidenschaftliche Tänzerin

Bettina von Arnim

param

1

Die Entdeckungsreise

Wer bin ich? Wer ist dieses Wesen, dem ich begegne? Bin das überhaupt ich? Wer ist dieses Ich. Diese Fragen stürmten auf mich ein. Es war meine erste Begegnung mit mir Selbst im Spiegel, an die ich mich erinnere. Und diese Erfahrung führte mich weiter zum Erleben des Tanzes und der Beschäftigung mit Meditation und der östlichen Philosophie.

Damals war ich ein vierzehnjähriges Mädchen. Beim Blick in den Spiegel, in dem ich meine Augen fand, wurde ich mir fremd. Mit der Intensivierung des Blickes wuchs mein Befremden über die Relativität des Gefühls von Identität. Jenseits von Zeit und Raum, so schien es mir, formte sich eine andere Identität, die »Ich« war – und doch nicht ich.

Ohne dies eigentlich verstehen zu wollen, im freien Fließen lassen und in der Hingabe an den Augenblick – in aller Unschuld also – formten sich meine Arme, der Körper, der Kopf zu Bewegungen, die ich mit Indien, Tanz und Tempel assoziierte. Ich musste lachen. Über mich selbst. Peinlich war mir das Ganze nun auch. Lange Jahre habe ich über dieses Erlebnis geschwiegen. Flausen eines Schulmädchens, so schien es mir.

Es ging aber noch weiter. Trotz Lachen umfing mich ein feierlicher Ernst und ich beobachtete nun erstaunt, wie ich tranceartig begann, in einer mir fremden Sprache zu sprechen, die sehr klangvoll und schön war. Ich erkannte staunend, dass ich mehr bin als meine begrenzte Individualität.

Dieses Erlebnis wiederholte sich in den folgenden Jahren noch einige Male in der einen oder anderen Form. Wie glücklich bin ich heute, ohne schlechtes Gewissen oder Erstaunen, dem individuellen Ausdruck im Tanz Gestalt verleihen zu können. Was ich als das junge Mädchen, das ich damals war, spontan machte, habe ich später im indischen und orientalischen Tanzunterricht wieder entdeckt.

Ohne nun in diese Sache allzu viel hineininterpretieren zu wollen, war es doch eine der ersten Begegnungen mit der Frage nach dem wahren Selbst, die mich noch heute in der Philosophie des Seins und in der Erfahrung von

Stille in der Meditation oder im Rauschen der Bäume beschäftigt. Inseln im Alltag.

Vielerlei Kurse zu diesen Themen habe ich seitdem besucht oder selbst gehalten, Erfahrungen gesammelt, nachgedacht, ausprobiert, mich mit anderen Menschen ausgetauscht – und es beginnt sich immer deutlicher herauszukristallisieren, dass alles eins ist: Die Stille im Inneren des Tanzes ist dieselbe Stille wie die Stille der Ruheerfahrung. Die Dynamik des Tanzes erinnert an die lebendige Dynamik, die jeder Ruheerfahrung innewohnt.

So ist Tanz für mich mehr als Freude, Spaß, Bewegung. Tanz ist für mich zu einem spirituellen Weg geworden: Ausdruck von Gefühl, Bewusstsein, Wahrnehmung.

Im Tanz des Lebens möchte ich mich an dieser Stelle zuerst einmal dem Tanzen widmen, weil es eine der ursprünglichsten menschlichen Bewegungsformen ist. In den späteren Kapiteln zum Tanz wird mehr und mehr Meditatives anklingen.

Einige Jahre nach der Begegnung mit der Tänzerin im Spiegel lernte ich eine andere Facette des Tanzes kennen. Tanz ist auch Spiel der Geschlechter, Selbstdarstellung und Reproduktion vorgegebener Formen und Choreographien auf möglichst elegante Weise. Vorgegebene Formen sind – dies gilt für alle Tanzarten – gemeinsam mit Kreativität eine gute Basis für Ausdruckstanz. Mir macht es Freude und ich glaube, es wird immer mehr *en vogue* werden, verschiedene östliche und westliche Tanzarten zu vermischen und etwas Eigenes daraus zu gestalten. Gesten- und Vokalsprache können integriert oder als eigene Einheit dazu genommen werden. Sie eignen sich auch für den musikalischen, meditativen und therapeutischen Bereich.

Der Tanz schien zunächst etwas im Äußeren zu sein, doch liegt in jedem Aspekt des Tanzes zugleich Spiritualität. Um Wertung kann es deswegen nicht gehen, denn jede Form des Selbstausdrucks hat ihre Berechtigung.

Das Erlebnis im Spiegel wurde vertieft, als ich die Eurythmie kennen lernte. Bewegung als Ausdruck der Seele. Die Eurythmie schien mir Erweiterung dessen zu sein, was mir als Schülerin der Oberstufe schon im Musikunterricht begegnet war. Ein sehr guter Musiklehrer hatte uns angeleitet, die Klangfarbe von Tönen oder eines Musikstückes zu erkennen und zu beschreiben und die Klangformen der Musik mit Gebärden der Arme darzustellen. So wurde die Stimmung und Form der Musik für mich erlebbar. Mit der Eurythmie erlebte ich nun die Freude, Musik und Sprache mit dem ganzen Körper in tänzerischer Bewegung auszudrücken, Seelenstimmungen und musikalisches Geschehen sichtbar werden zu lassen.

Jahre später, nachdem ich dem östlichen Tanz begegnet war, habe ich das erneut und vertieft entdeckt: das Spüren von Formen im Raum, die sich durch Musik und

Bewegung ergeben – wenn man so möchte – ein Wahrnehmen von Aura und das Fühlen, Ahnen, Sehen feinstofflicher Energien und ihrer Körperzentren und Formen. Dann das Erleben des Mandalas im Tanz und in der Gruppe.

Als ich die feineren Ebenen von Tanz, Meditation oder Yoga erlebte, entdeckte ich zu meiner Überraschung das spirituell-energetische Prinzip des Tanzes. Es entwickelte sich in mir und aus mir selbst, ohne ein äußeres Dazutun und in einem Bereich, in dem ich es eigentlich gar nicht so sehr erwartet oder gesucht hätte.

Meine theoretischen Kenntnisse östlicher Philosophie, die Erfahrungen in der Meditation und der Tanz – eines begann ins andere zu fließen. Ein freudiges Wiedererkennen von Moment zu Moment: Ah, das ist es auch!

Es wäre schön, alltäglich und ganz selbstverständlich immer wieder in den Seins- und Einheitszustand einzutauchen. Immerhin scheint für mich der Tanz, wie auch Yoga und Meditation, ein Medium zu sein, mit dem es besonders einfach gelingt. In diesem Tun die Anmut zu entdecken und zu leben, fasziniert mich immer wieder.

Die Gemeinsamkeiten, die alle guten Systeme wie Yoga, Ayurveda, Kinesiologie, spirituelles Tantra, Entspannungstechniken, Formen von Bewegung und Ausdruck etc. aufweisen, kristallisieren sich immer klarer heraus, weisen den Weg in die praktische Arbeit – und es gibt noch so vieles zu lernen und zu entdecken. Eine spannende Abenteuerreise des Selbst zum Selbst tat sich vor mir auf. Tanz ist eine Möglichkeit von vielen, über die tägliche Routine, die Pflichten, über den ganz normalen Stress hinaus etwas Gutes für Seele und Körper zu tun.

Auf meiner Entdeckungsreise begegnete ich auch einem tibetischen Lama. Interessanterweise suchte ich diesen hohen Würdenträger gar nicht auf, musste nicht in die Welt reisen, um ihn zu sehen. Er erschien ganz von selbst hier in dem 5000-Seelen-Dorf, in dem ich lebe, im tibetischen Kailash-Zentrum.

Die Belehrung bestand für mich nicht so sehr in dem, *was* er sagte (dies erinnerte mich an die vedische Weisheit meines indischen Meisters), sondern *wie* er es sagte und vor allem darin, wie er sich dabei *bewegte.* Die Gelassenheit eines Buddhas und zugleich die grazile Anmut eines verspielten Kindes in Kombination mit einem beweglichen Tiger. Kraftvoll und sanft, energetisch und still zugleich.

Beim Schließen der Augen meinte ich, eine besondere Atmosphäre und einen Hauch von Samadhi zu spüren. Der Inhalt seiner Belehrung war Bardo, das Leben nach dem Leben. Die Bewegung trat in den Hintergrund. Dann sprachen nur noch die Augen. Er saß in regungsloser Stille. Nur noch die Stille sprach. Einige schrieben noch fleißig mit, andere schlossen die Augen. Die Stille sprach. Mit lauten, klangvollen Geräuschen weckte er uns. Und wieder Bewegung, Augen, Stille. Immer und immer wieder. Bis Leben und Tod in der inneren Erfahrung eins waren. Mir wurde klar, was das Besondere an seiner Belehrung ist: transzendieren, Einheit erfahren, Gegensätze auflösen. Die Stunde der Begegnung war beendet. Nun kam wieder Bewegung in den jungen Buddha. Er verabschiedete sich würdig und zu meiner mittlerweile unbegrenzten Verwunderung begann das Schauspiel seines Bewegungstanzes von neuem.

Von Yoga-Schülerinnen wurde ich schon mehrfach gefragt, ob man Yoga auch tanzen könne. Ja und nein. Yoga ist Yoga. Und doch mache ich meine Yoga-Übungen am liebsten so, als würde ich sie tanzen. Eine individuelle Vorliebe von mir, die sich, je nach Tagesverfassung, von selbst ergibt oder auch nicht. Eine Frage der Anmut und Achtsamkeit.

Der Lama zeigte mir, dass es möglich ist, ALLES zu tanzen. In jeder Bewegung Bewusstsein, Ruhe, Stille, Dynamik, Liebe, Gelassenheit, ansteckenden Humor, Freude, Wachheit zu bewegen. *To move.* In Bewegung bringen. Impulse beim Zusehenden und Zuhörenden bewirken. Eben diese besondere Art, sich zu bewegen, hatte ich bei ›erwachten‹ fernöstlichen Meistern schon oft beobachtet, doch die getanzte Bewegung war mir neu. Mich bewegte mehr als viele Worte die Geschmeidigkeit eines Tigers, mit der er den Raum betrat und sich mit stillem

Mönchslächeln höchst anmutig niederließ, in sich selbst ruhend, und wie er den Raum in derselben würdigen und beeindruckenden inneren Haltung wieder verließ.

Mit meiner Bewunderung des Schönen, des innersten Wesens der Harmonie, stehe ich in bester Tradition mit Heilkundigen aus der Anthroposophie zum Beispiel, die sagen, es sei heilend, stimmigen, ganzheitlich-harmonischen Bewegungen zuzusehen. Über die Augen und die Musik wird der innere Mensch angesprochen und dies führe beim Zuschauenden sogar zu Verbesserungen der Haltung und der Bewegung. Dies wird unter anderem auch in der Arbeit mit Menschen eingesetzt, deren Bewegungsfähigkeit eingeschränkt ist. Es geht darum, im Leben geerdet zu sein und zugleich in der Seele freier zu werden. Im Tanz sind beide, Himmel und Erde, in einem ständigen Wechselspiel von Aktivität und Ruhe, Anspannung und Entspannung, Öffnen und Schließen, das zu einer Balance von Innen und Außen führt. Dasselbe können wir mit einfachen Gesten und Bewegungen zu Klängen oder mit Yoga erreichen.

Nachdem mich lange die Vollkommenheit des Tanzes interessierte, ein Streben nach Perfektion im Rahmen der eigenen Möglichkeiten, nachdem ich Tanzkurse geleitet hatte, in denen ich Tanz mit Yoga-Übungen verband, begann mein Interesse für den ganzheitlich-heilerischen Aspekt zu erwachen. Eine tanztherapeutische Ausbildung hinterließ bei mir den Eindruck, dass dies nur eine neue Facette von ›Wellness‹ sei.

Zweifellos lässt sich mit einer handwerklich soliden Verbindung von Tanz und Therapie viel Heilsames und Schönes erreichen: innere Bilder entwickeln, etwas über sich erfahren, dazulernen, kreativ sein. Ich wünschte mir ein noch ganzheitlicheres Herangehen an das Thema Heilung. Es sind die heilerischen, meditativen und spirituellen Aspekte, die mich beschäftigen – für mich selbst und um andere Menschen anzuleiten.

Meine Leserinnen und Leser möchte ich in diesem Buch ein Stück weit auf die Entdeckungsreise mitnehmen und dazu einladen, eigene Erfahrungen und Erlebnisse mit Tanz und Yoga zu sammeln. Jeder im Buch beschriebene Bereich ist in sich schon eine Lebensaufgabe und es ist im Grunde nicht möglich auszulernen. Das Leben selbst stellt die Lernaufgaben und bietet die besonderen Entwicklungsmöglichkeiten. Wir haben die Wahl, uns dem einen oder anderen Bereich, der unseren Neigungen besonders entspricht, verstärkt zuzuwenden.

Ich erinnere mich an einen Essay über eine berühmte Ausdruckstänzerin. Ihren Namen habe ich leider vergessen. Darin stand, sie gab im Alter von über achtzig Jahren eine wunderbare Performance. Die Beweglichkeit einer Zwanzigjährigen hatte sie nicht mehr, doch sie berührte die Herzen der Menschen tief, weil sie in ihrem langen Leben die feinsten Nuancen menschlicher Gefühlen und Seelenregungen kennen gelernt hatte. So viele Jahre brauchte sie, bis die Früchte des ganzen Lebens wirklich reif waren. Sie schenkte im Tanz. Sie brachte die Saiten der feinsten Gefühle in Liebe zum Schwingen. Sie schloss nichts aus und schloss alles ein. Der Tanz des Lebens.

2

Tanz

Ballett, Sheherazade und die Göttin klopft an

Weiße zartgerüschte Spitzenröckchen, zarte Fesseln umschlungen von Seidenbändern, Tanzschläppchen, anmutige Bewegungen zu klassischer Klaviermusik. Ich teilte den Traum so vieler kleiner Mädchen, eine Tänzerin, wenn nicht gar eine Ballerina, zu werden. In der Schule war mir die feine, grazile Haltung einer Mitschülerin aufgefallen, wie sie sich mit spielerisch leichter Art bewegte, behände und in aufrechter Haltung auf ihrem Stuhl Platz nahm. Diese Anmut zog mich in ihren Bann. Ich suchte nach des Rätsels Lösung. Eines Tages erzählte sie mir dann in leicht affektierter Manier einer Prinzessin von ihrer Ausbildung in

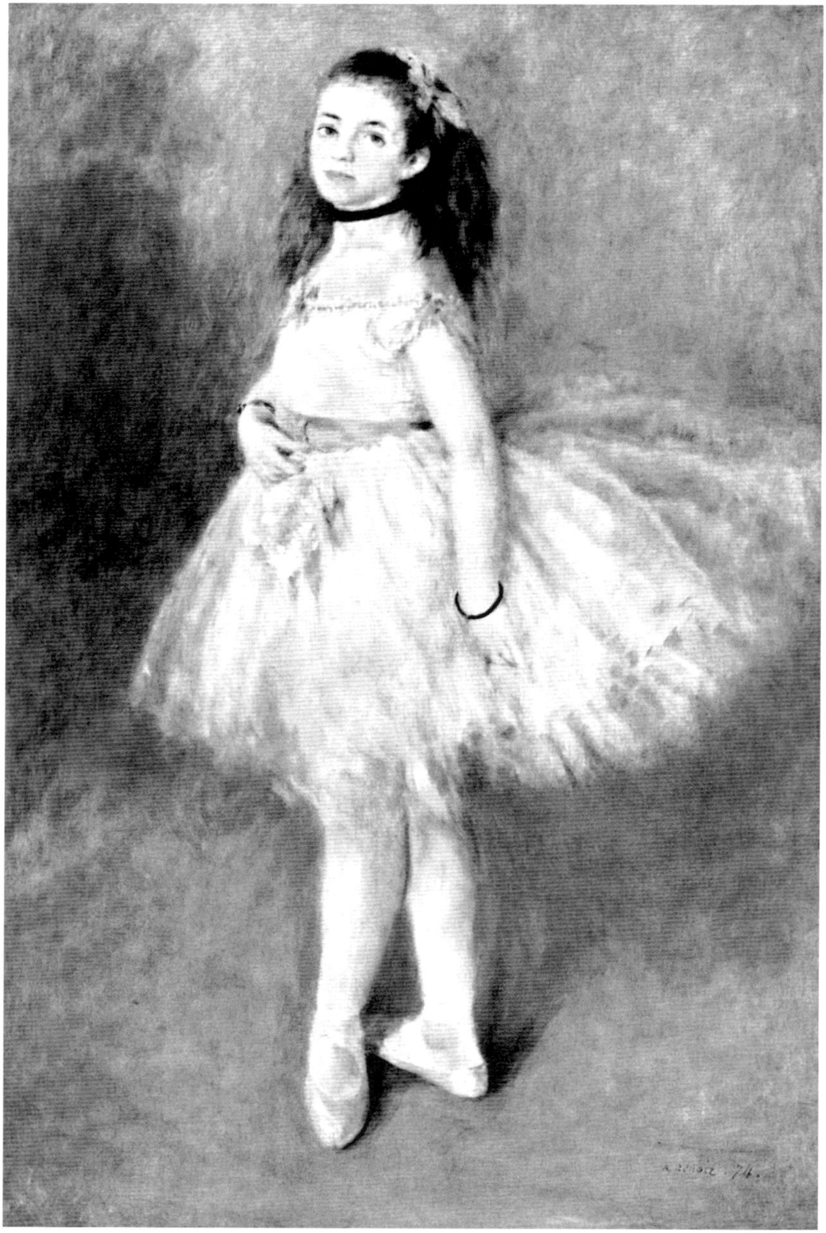

einem feinen Ballettstudio mitten in der pulsierenden, geheimnisvollen, unergründlichen Großstadt gelegen.

Der Traum vom Tanzen erfüllte sich mir zunächst nicht. Meine lebenspraktische Mutter erklärte mir, Ballett sei ein Hobby für Kinder wohlhabender Eltern und außerdem sei ich unsportlich. Womit sie ja sogar noch Recht hatte. Dennoch kristallisierte sich im Laufe der Jahre eine tänzerische Begabung und die Liebe zum Tanzen bei mir heraus. Es war einfach nicht zu übersehen, dass ich bei tänzerischer Gymnastik und Tänzen aller Art eben doch eine Art von Sportlichkeit entwickelte. Denn Tanzen ist unter vielem anderen natürlich auch Sport. Ich lernte schnell und mit Freude.

Den Kindertraum träumte ich dann später in meiner kleinen Tochter weiter, die kaum fünf Jahre alt in einem süßen Ballett-Trikot mit Volant und in Schläppchen vor mir stand, alles in rosenrot und wunderschön anzusehen. Es war für die kleine Ballerina die selbstverständlichste Sache der Welt, von mir hübsch ausgestattet und höchstpersönlich zum Unterricht chauffiert zu werden.

Den träumerischen kleinen Reigen zu Klaviermusik und verspielten tänzerischen Kreationen der kleinen Mädchen folgte die Angst vor dem Spagat und der von französischen Wörtern angeleiteten Arbeit an der Stange. Als sie in einer Vorführung für uns Mütter das im Laufe des Jah-

Pierre-Auguste Renoir: Balettänzerin. 1874. Öl auf Leinwand, 94 x 143 cm.

res Erlernte zeigten, waren die kleinen Mädchen konzentriert bei der Sache. Und mich ereilte an diesem Tag das Los so vieler Mütter vor mir: Der eigene Traum ist selten der des Kindes. Wie gerne hätte ich mich selbst an die Stange gestellt, um mit zu üben. Doch mein Töchterchen war nicht mit dem rechten Feuereifer bei der Sache. Also ließen wir das Ballett und gingen zum Reitunterricht für Kinder. Meine Tochter liebte Tiere über alles. Dann eben das.

Ich wollte gerne weitertanzen, doch wie und was, das war die Frage. Der Paartanz in Standard und Lateinamerikanisch war im Trubel der Jahre untergegangen. Ich stellte fest, dass es wenige Angebote für Solotanz gibt. Meine orientalische Tanzlehrerin meinte, eines Tages würde aus mir eine begnadete Orienttänzerin werden. Ich befand, dass ich das besser in jüngeren Jahren hätte beginnen sollen. Der orientalische Tanz in seiner üblichen Form beeindruckte mich zudem wenig. Ich ahnte, da gab es noch was anderes. Nur was?

Da begegnete mir Sheherazade. Der Name war mir vertraut. In den »Märchen aus tausendundeine Nacht« erzählt eine Sheherazade ihrem Herrn, eingebettet in eine Rahmenerzählung, tausendundeine Geschichten. Diese Sheherazade unterrichtete orientalischen Tanz als Kunstform. Elemente aus Ballett, Volkstänzen, indischem Tanz und vielem anderen integrierte sie dabei. Zunächst einmal war ich selig. Ich liebte den Tanz auf Zehenspitzen, wie sollte es auch anders sein, ein Kindheitstraum erfüllte sich. Leichte Bewegungen, himmelwärts strebend, rhythmische Klänge – endlich ein Tanzkurs, der mir gefiel und bei dem mir früher Erlerntes zugute kam. Der erdende orientalische und afrikanische Stil sorgte dafür, dass es nicht zu abgehoben wurde.

Diese Erfahrung machte mir Lust auf weitere Seminare in verwandten Bereichen, die ich nun zu entdecken begann. Ein Feld aller Möglichkeiten des Tanzens tat sich mir auf. Erfüllte Träume geben die innere Freiheit weiterzugehen. Ich fühlte, dass in der mir eigenen und meinem Wesen entsprechenden Art zu tanzen sehr viel Leichtigkeit und das wellenförmige weiche Fließen des Wassers sichtbar wird, mitunter auch Temperament und Lebenslust, mitunter auch eine fast überpersönliche Art zu tanzen, deren Schönheit eben in der Ausdruckslosigkeit liegt.

Ich wünschte mir Ganzheitlichkeit im Ausdruck. Da mir der erdige Bereich von Mutter Afrika, die bodenständige, rhythmische Art des Tanzens zunächst fremd blieb, arbeitete ich nun ganz gezielt daran, auch dieses erdig-feurig-rhythmische Element im Tanzen zu erfahren, ausdrücken zu können und wirklich in Verbindung mit Mutter Erde zu sein.

Um einen Gegenpol zu meiner sehr weiblich orientierten Art des Tanzens zu setzen, wählte ich mir

Musikstücke, in denen es einen weiblichen und männlichen Gesangspart gibt, um das Wesen des mehr männlich orientierten Stils nachzuempfinden und darzustellen.

Die helle, lichtvolle Seite des Tanzes war mir vertraut. Um zu erfahren, wie sich Polarität in Einheit löst, erfand ich mit verschiedenfarbigen Schleiern, sonnenfarbig leuchtend und schwarz-golden, einen »Tanz der Devi« vor dem Spiegel. Eine Phase des Experimentierens mit Ausdruckstanz und therapeutischen Möglichkeiten begann.

Meine eigene Kreativität im Tanzen erwachte und auch die Freude, andere Menschen daran teilhaben zu lassen. Ich schloss dabei nichts aus. Vom meditativen Reigentanz bis hin zu Lambada gibt es zahllose Möglichkeiten, so viele Wege, sich zu entwickeln, zu bewegen und Freude zu haben.

Jeder Mensch hat seine ganz eigene, individuelle und einmalige Art, das innere Wesen ins Äußere zu tragen. In all diesen Ausdrucksformen finden wir die Göttin. So wie ich einst den Kindertraum geträumt hatte, so begann ich nun, den Traum der Göttin zu träumen. Sie lud mich ein, sie in ihren mannigfaltigen Formen zu tanzen: *Kali*, die Dunkle; *Sarasvati*, die Helle; *Lakshmi*, die Nährende und *Durga*, die löwenmutig Schützende sind eins, sind Aspekte des EINEN in seinen verschiedenen weiblichen Ausdrucksformen.

Der Tanz des *Shiva* begegnete mir zu einem späteren Zeitpunkt und war nicht minder interessant und vielfältig. Mein Thema »Stille in Bewegung, Bewegung in Stille« bewegte sich weiter und wird sich, so hoffe ich, weiter bewegen. Erst nach vielen Jahren Tanzerfahrung begegnete mir die Göttin, jenseits aller Kindheitsträume und doch mitten in ihnen. An dieser Stelle will ich mit ihr beginnen.

Der Göttliche Tanz

Yin: Die Devi

Göttin Sarasvati, weiß wie Schnee oder der
Mond oder die Kunda-Blumen, in weiße
Gewänder gehüllt, hältst Du eine wunderbare
Vina in der Hand, du, die du auf einem
weißen Lotus in ewigem Ruhme sitzt, schütze
uns vor jeglicher Form von Nichtwissen.

Viele Kulturen beschäftigen sich mit den Archetypen des Weiblichen. Aus dem Schulunterricht sind uns zum Beispiel die Göttinnen des griechischen Olymps bekannt.

C. G. Jung, ein intuitiv inspirierter Psychologe, widmete ein Gutteil seiner Forschungsarbeit der Archetypenlehre. Während meines Studiums als Bibliothekarin faszinierte mich sehr das Weibliche im Märchen. Märchen können eine Lebensschule und Quelle der Erkenntnis für die verschiedenen Phasen und Erfahrungen im Leben einer Frau sein.[1]

In der vedischen Literatur Indiens finden sich die Lobpreisungen der Devi und den Märchen verwandte Erzählungen.[2] In diesem Kapitel beziehe ich mich auf die weiblichen und männlichen Aspekte der Schöpfung, wie sie uns in der indischen Mythologie und der vedischen Literatur begegnen. Dort besteht ein enger Zusammenhang zum Tanz, besonders zu dem von der indischen Kultur inspirierten Tanz und den dazu gehörenden meditativen Formen. Darüber hinaus begleiten die Aspekte der Göttin die Frauen in all ihren Ausdrucksformen.

Da jeder Mensch zugleich alle Möglichkeiten in sich enthält, sind wir nicht auf unsere geschlechtliche Identität begrenzt. Frauen tragen Aspekte des Männlichen in sich, so wie Männer Aspekte des Weiblichen. Die folgenden Ausführungen wenden sich deswegen nicht nur an

[1] s. z. B. Bonin, Felix von: Dornröschen. Heilung durch Märchen (HdM) Bd. 1. Ahlerstedt 2002. Ebd.: Aschenputtel (HdM 2) 2003; Schneewitchen (HdM 4) 2003; Das singende springende Löweneckerchen (HdM 5) 2003; Die Nixe im Teich (HdM 6) 2003; Brüderchen und Schwesterchen (HdM 8) 2004; Das Mädchen ohne Hände (HdM 10) 2004; Rumpelstilzchen (HdM 13) 2002
[2] Im Kapitel über Tibet klingt einiges über christliche Madonnen und die Tara des Buddhismus an.

Frauen oder nur an Männer. Die Essenz unserer Seelen ist mehr, ist Fülle, umfasst die Ganzheit. Yin und Yang sind eins. Männlichkeit und Weiblichkeit finden ihre höchste Erfüllung in der Erkenntnis des Eins-Seins.

Die Veden gehören zu den ältesten Zeugnissen der Menschheitsgeschichte. Sie bestehen aus reinem Klang. Es wird gesagt, die Seher der Veden, die Rishis, hätten die Gabe gehabt, den Urklängen der Schöpfung selbst zu lauschen und der darin enthaltenen Ordnung, Struktur und Schwingung in mantrischen Rezitationen Ausdruck zu verleihen.

Der Veda* ist eine Sammlung von Texten (Hymnen), die in den Brahmanen-Familien von Generation zu Generation mündlich weitergegeben wurde. Der Sinn des Veda bestand ursprünglich nur darin, rezitiert zu werden. Erst in späterer Zeit wurden Kommentare verfasst, die den Texten eine über das reine Sein hinausgehende inhaltliche Bedeutung zumessen. In diesem Sinne gibt es im Veda zwar Mantren, aber keine Göttinnen oder Götter, da diese Vorstellung bereits auf der Bedeutungsebene liegt. Die indische Götterwelt, wie heute bekannt, ist eng mit der kulturellen und religiösen Entwicklung Indiens verbunden. Auf der universalen Ebene der Veden werden einfach nur verschiedene Aspekte des einen göttlichen Prinzips zum Ausdruck gebracht. In Hymnen an die Göttin

**Sanskrit:* Wissen

beispielsweise wird beim Hören der mantrischen Klänge die Reinheit von Sarasvati, das Nährende der Lakshmi oder der mütterliche Schutz von Durga körperlich und seelisch fühlbar.

Die Göttin ist als ein Teil unseres Selbst zu sehen. Traditionell gibt es neun Devi-Tage, die dem Hören der Devi-Rezitationen und der Verehrung der Göttin gewidmet sind, und zwar jeweils drei Tage für Durga (Reinigen, Schutz, nach Innen gehen), für Lakshmi (Nähren) und Sarasvati (Entfaltung von vollständigem Wissen und Reinheit). In heutigen Worten ausgedrückt, handelt es sich dabei um ein vedisches Meditationsretreat.

Die indische Kultur weist darüber hinaus den Göttinnen eine Funktion für die Bereiche des täglichen Lebens zu. So ist beispielsweise Sarasvati die Schirmherrin und Inspiration der Künstler und Wissenschaftler.

Es folgt eine kurze Einführung in die drei wohl bekanntesten Erscheinungsformen des weiblichen Aspektes: Durga, Lakshmi, Sarasvati. Diese drei stehen in ihrer lieblichen Anmut vorwiegend für angenehme weibliche Qualitäten. Weil die indische Mythologie jedoch die Ganzheit der Schöpfung abbildet, werden auch die dunklen, Furcht erregenden Aspekte der Göttin dargestellt. Kali etwa, der kämpferische, mütterlich-vereinnahmende, verschlingende Aspekt. Kali ist eigentlich eins mit Durga. Sie repräsentiert ähnlich wie Shiva den Bereich der Transzendenz, den stillen, reinen, ewigen Seinszustand, denn durch das Zerstören von Unwissenheit wird Raum für Neues geschaffen. Die ›dunkle‹ Seite ist vielschichtig zu sehen. Diese Facette der Göttin bietet eine Möglichkeit, sich mit den Schattenseiten der eigenen Persönlichkeit auseinander zu setzen und Ganzheit zu erfahren. Die Bezeichnung *Devi* fasst eine Vielzahl von Göttinnen zusammen, die in Wahrheit gar nicht getrennt voneinander, sondern eins sind, verschiedene Facetten des weiblichen Aspekts des göttlichen Prinzips.

Warum schildere ich den *Devi-Aspekt* an dieser Stelle so ausführlich? Weil er einen wunderbaren Einstieg in ein Seminar zum spirituellen Tanz in Verbindung mit Ausdrucks- und Erlebnistanz bietet. Es ist keineswegs notwendig, Hinduistin zu sein, das bin ich auch nicht. Mitzubringen ist nur die Bereitschaft, den eigenen weiblichen Ausdrucksformen nachzulauschen und sie kreativ-spielerisch darstellen zu wollen. Verborgene Schätze entdecken. Zudem bietet dieser Ansatz Anregungen für kleine Kontemplationsübungen, Zeit, um in sich hineinzulauschen und Eigenschaften und Fähigkeiten zu entdecken, die bislang verborgen schienen.

Das Darstellen und ein Erproben der Kali hingegen würde ich eher dem tänzerischen Bereich zuordnen und in der reinen Form gar nicht empfehlen. Kali allein darzustellen, könnte sehr destruktiv sein. Dunkelheit ist

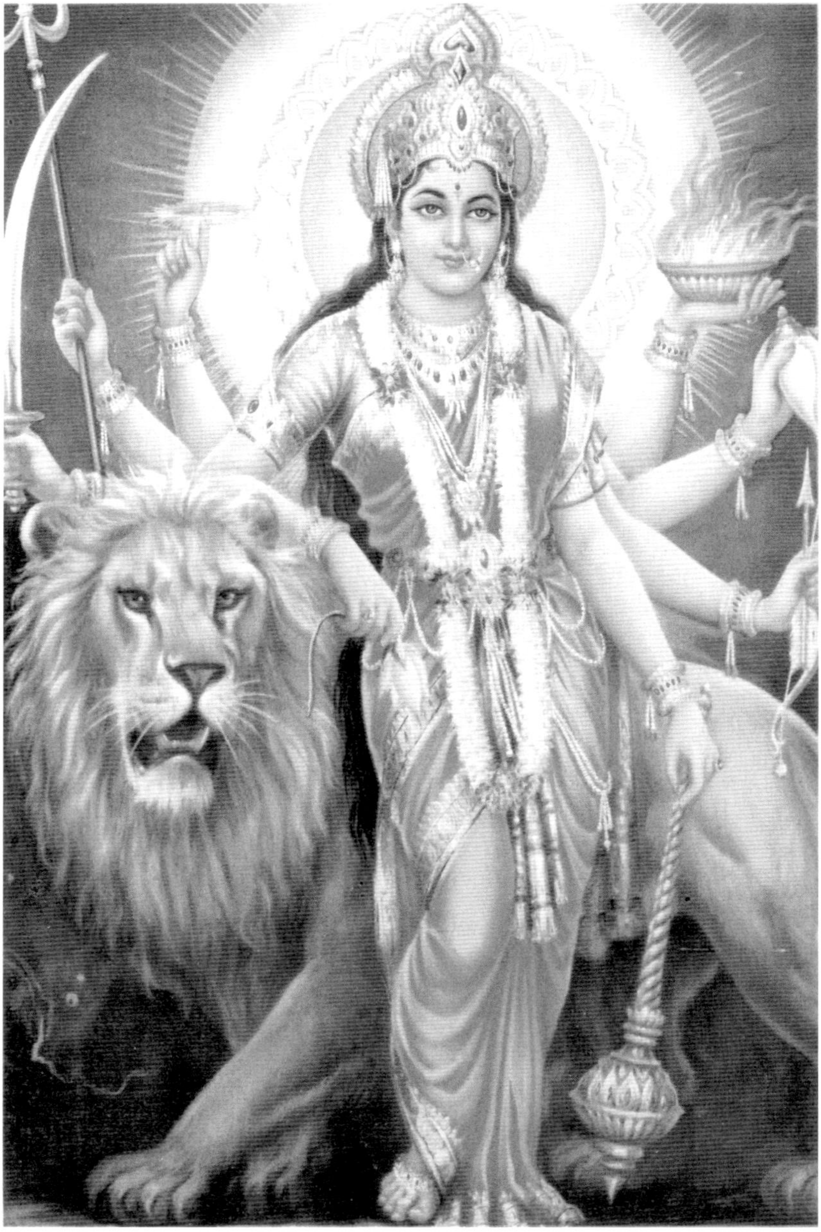

Dunkelheit und dennoch verbirgt sich in ihr wie in Samenform die Transformation zum Licht. Dieser Aspekt ist evolutionär zu sehen, denn Neues kann nur entstehen, wenn unnötig gewordene Strukturen gelöst und transformiert werden. Die verschiedenen Aspekte sollten in Balance sein.

Durga

Durga reitet auf einem Löwen. Sie symbolisiert Mut und Tatendrang. Durga reitet hinaus in die Welt und steht in Beziehung zum Kali-Aspekt, dem dunklen Aspekt der Mutter, deren reinigende, transzendente Kraft beschützt. Durga wird auch die Bewohnerin der Festung genannt. Um im Äußeren handlungsfähig zu sein, braucht es inneren Schutz und Stärke. Innen ist die Süße, die Fülle, der Trost der Mutter. Die Mutter im Inneren zu finden, ist das eigentliche Thema von Durga: Schutz vor Turbulenzen, die feinen Gefühle schützen, in die Stille gehen. Gerade Frauen vermissen diesen Aspekt des Beschütztseins oft sehr. Durga ist das feine Glöckchen der Achtsamkeit, sich selbst innerlich ein bisschen in den Arm zu nehmen, wenn Bedarf besteht, sich ein bisschen zu schaukeln und zu wiegen, sich Süße zu geben.

Auf der Körperebene wird Durga in Bezug zum untersten Wirbel des Rückgrats gesehen, der entsprechend ihrer acht Arme acht Fortsätze hat. Der Rücken steht für

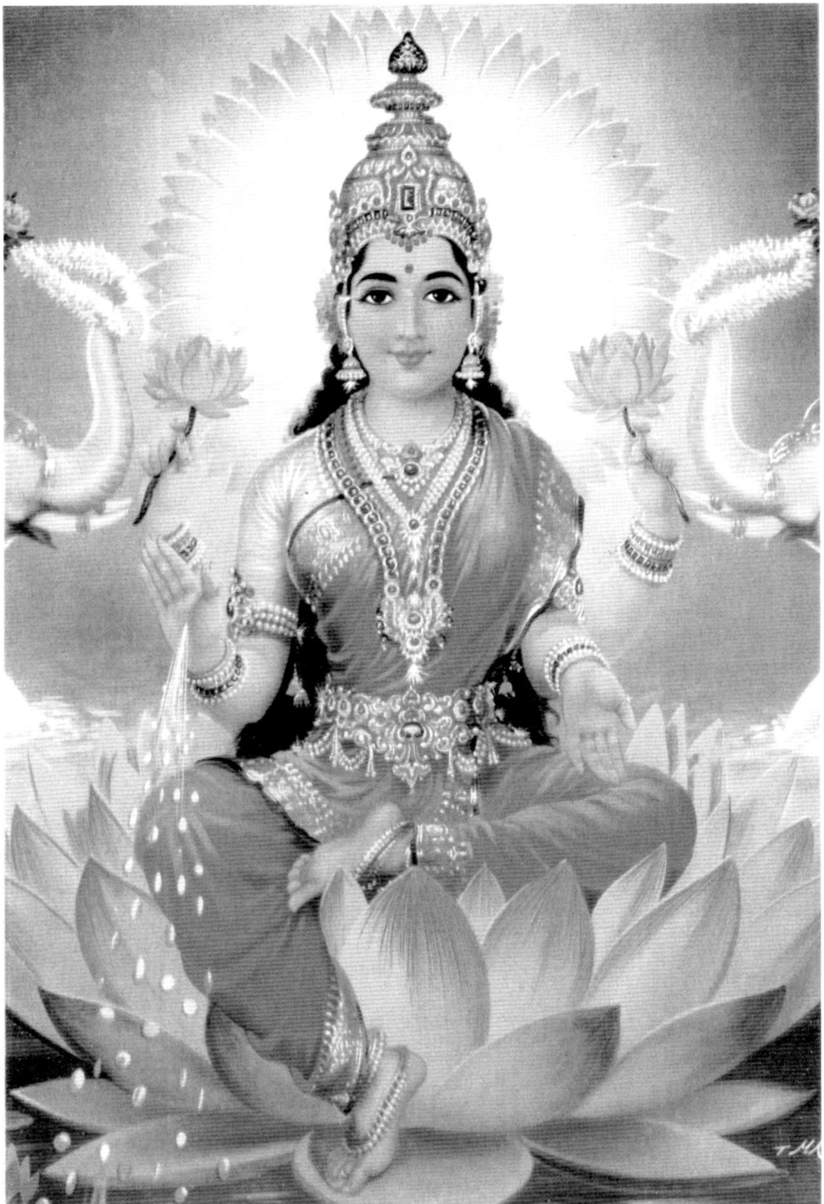

den sicheren Halt im Leben. Im Tanz brauchen wir den sicheren Halt, die Balance, um uns frei bewegen zu können und löwinnenmutig voranzuschreiten, ebenso wie die Fähigkeit, in der Fülle der Mitte zu ruhen.

Lakshmi

Lakshmi ist wunderschön anzusehen. Sie trägt ein rotes Gewand und steht auf einem Lotus. Aus ihrer geöffneten Hand regnen ununterbrochen Goldmünzen in verschwenderischer Fülle. Lakshmi symbolisiert Wohlstand, Überfluss und vor allem Nahrung für Geist, Herz und Körper. Sie ist der nährende Aspekt der Mutter. Sie hat ihren Sitz im Herzen. Gemeint ist das Herz-Chakra, das spirituelle Herzzentrum in der Mitte der Brustregion. Wie die übrigen feinstofflichen Energiezentren, wird es symbolisch als Lotusblüte dargestellt. Dort können wir Lakshmi suchen und vielleicht auch schauen.

Die rote Farbe ihrer Kleidung deutet die Beziehung zum Lebenssaft an, zum Blut, dem Kreislauf, zu den Nährstoffen. Lakshmi steht für die Fülle des Lebens, für Herzenswärme und die feine Vitalität. Lakshmi ist die natürliche Energie, welche die zarten Blättchen des Herz-Lotus zum Erblühen bringt.

Lakshmi im Herzen zu suchen, soll schützen und bei Herzproblemen wohl tun. Lakshmi zu begegnen, bedeutet, mit der eigenen Großzügigkeit und Liebe wieder in

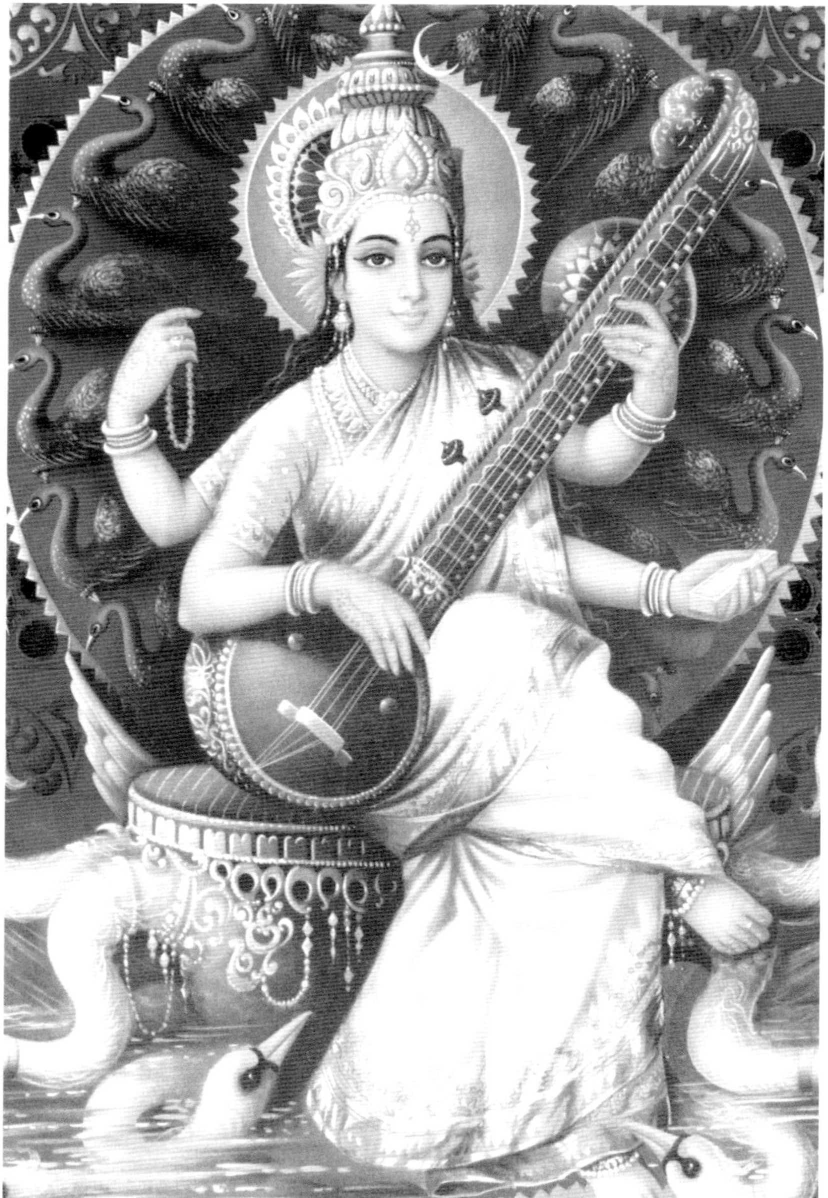

param.

Kontakt zu kommen. Lakshmi zu tanzen, bringt die Erfahrung von Fülle, Freizügigkeit und leichter Anmut.

Sarasvati

Die Liebliche ist weiß gekleidet, ein Lotus zu ihren Füßen. Sie hält die Vina, ein Saiteninstrument, in ihrem Schoß und ist von Symbolen umgeben, die auf das höchste Bewusstsein und die Erfahrung höchsten Wissens hindeuten. Die Farbe weiß steht für die Reinheit des Wissens. Die drei Bereiche Denken, Kreativität und Erfahrung sind Sarasvati in besonderem Maße zugeordnet.

Auf der Körperebene wird sie mit ihren vier Armen neurophysiologisch zu den vier Schläfenlappen des Gehirns und dem gesamten Kopfbereich in Verbindung gesetzt. Sie inspiriert dazu, Wissen und Kreativität zu verbinden, um zur reinen Erfahrung zu gelangen und ihr Ausdruck verleihen zu können. So eröffnet sie im Tanz die Erfahrung von Reinheit und Stille.

Als Schirmherrin der Wissenschaft und Künste steht Sarasvati auch für den Tanz und symbolisiert seine Vollkommenheit. Ihre Qualitäten können für Tänzerinnen und Tänzer des Lebens Inspiration sein, denn im Anderen erkennen wir die Wahrheit oft klarer als in uns selbst. Wir sind Spiegel füreinander oder wie es mein vedischer Lehrer ausdrückte: »Du kannst nur das im Anderen sehen, was du in dir selbst trägst.« Sieh hin und dann tanze!

Yang: Der Tanz des Shiva

Der indische Film »Das Ramayana« vermittelt eine Ahnung davon, wie es aussieht, wenn Shiva die Schöpfung ins Leben tanzt, um sich dann mit seiner Gemahlin Parvati, die nichts anderes ist als sein weibliches Spiegelbild, dem kosmischen Tanz hinzugeben. Liebe, Eros, Weltenschöpfung und höchste spirituelle Erfahrung werden hier nicht voneinander getrennt.

Für westliches Denken ist dies zunächst einmal ungewohnt und fremd, denn die Grenze zwischen Heil-Heiligem und profan Anmutendem ist filigran. In der Erinnerung bleibt, was der Tanz wesentlich ausdrückt, die lebenssprühende Freude Shivas am Tanz, die rhythmischen Bewegungen und die Überraschung und Freude, wie aus diesem Tanz Sonnen, Sterne und Universen entstehen. Shiva stampft die Welten förmlich aus seinem Tanz heraus. So viele Männer sagen oder denken, Tanz sei eine urweibliche Angelegenheit. Nun, dann seht Euch Shiva an!

Der Tanz der Stille

Eine meditativ-tänzerische Übung, die ich in einer erweiterten Form für meine Tanzkurse übernommen habe, möchte ich in ihrer grundlegenden Form hier als Übung vorstellen.

Viele, die mit dem Tanzen anfangen, tun sich zunächst einmal schwer damit, den Raum um sich herum zu entdecken und für ihren Tanz zu nutzen. Mit dem Tanz des Shiva, gerne nenne ich ihn auch Tanz der Stille, lernt es sich leicht. Kommen weitere Bewegungen und Schritte hinzu, entsteht eine kleine Choreographie. Diese Art zu tanzen, mit oder ohne Musik, lädt auch sehr dazu ein, in einer Gruppe in Rhythmus und Bewegung hineinzufinden, oder es kann ein Paartanz daraus entstehen. Die einfachste Form sollte zunächst ohne Musik ausgeübt werden.

Breite die Beine etwas aus und stelle Dich so hin, dass Du sicher stehst und gut geerdet bist. Bewege Dich dann langsam aus Deinem Mittelpunkt heraus, indem Du Dich von Deinen Armen in den Raum führen lässt. Erkunde mit langsamen, weichen, fließenden, Bewegungen der Arme den Raum. Drehe und wende den Körper bei Bedarf mit, doch bleibe stets mit den Füßen am selben Platz stehen.

Die Bewegungen sind gleichmäßig und ruhig, der Körper- und Atemrhythmus angenehm.

Mache die Übung für etwa fünf bis zehn Minuten und ruhe Dich danach etwas aus. Sitze einfach still da und fühle Deinen Körper.

Shivas Rhythmus

Stampfe einfach einige Male am Tage sachte mit einem Fuß auf, zum Beispiel wenn Du nervös bist oder Dich nicht gut geerdet fühlst, wenn eine bestimmte Entscheidung schwer fällt oder der Tag insgesamt wie blockiert scheint.

Beachte den natürlichen Bewegungsablauf beim Auftreten des Fußes und beim Abrollen. Die Fußspitze berührt den Boden als erstes, dann erst folgt der Ballen. Wenn es sich gut anfühlt, trete etwas stärker auf, ruhig auch mit Nachdruck. Beginne langsam und steigere dann die Geschwindigkeit des Rhythmus etwas.

Wenn Du dann eine kleine Pause einlegst, den Körper und vor allem die Füße und Beine fühlst, wirst Du mit Überraschung feststellen, dass Du Dich mit dem bereits bewegten Bein viel sicherer im Leben stehend fühlst. Wiederhole die Übung jetzt mit der anderen Körperseite. Dann bewege abwechselnd beide Beine.

Du kannst auch von Beginn an die Füße abwechselnd bewegen und wenn Du etwas Tanzerfahrung hast, Dir dazu eine erdig-feurige Trommelmusik auflegen. Bitte zuvor ein Aufwärmtraining machen.

Nach der Praxis folgt jetzt etwas Theorie zu den männlichen Aspekten der Schöpfung. Brahman, das unfassbare Potential von Leere und Fülle offenbart sich in drei Kräften oder Devas, die der Schöpfung innewohnen: dem Erschaffen, dem Erhalten und dem Auflösen. Brahma ist das erschaffende Prinzip, Vishnu das erhaltende und Shiva das auflösende.

Jedem dieser Prinzipien ist die entsprechende Devi zugeordnet: Sarasvati zu Brahma, Lakshmi zu Vishnu und Durga zu Shiva. Die Göttinnen werden auch als Shaktis bezeichnet. Shakti bedeutet göttliche Energie, die ewige Kraft des Werdens. Devi ist die weibliche Form zu Deva und bedeutet Göttin oder göttliche Mutter. Deva ist der Schöpfer, Devi ist die materielle Schöpfung. Als Ausdruck der Achtung ist es in Indien üblich, dem Namen einer Frau Devi anzufügen.

Shiva steht für Transzendenz, für reine Stille. Wenn sich alles Erschaffene auflöst, bleibt Transzendenz. Transzendenz ist das Feld dynamischer Stille, das alle Möglichkeiten enthält und damit auch die Möglichkeit der Neuschöpfung. Der Wechsel von Schöpfung und Auflösung, die Vereinigung und Trennung von Shiva und Shakti, ist das kosmische Spiel, der göttliche Tanz.

Shiva wird auch der erste Tänzer oder Herr des Tanzes genannt und sein Sohn Ganesha steht ebenfalls in besonderer Verbindung zum Tanz. Beide werden als Statuen oder auf Bildern tanzend dargestellt.

Ganesha oder Ganapati repräsentiert den Wert des Punktes. Im Punkt können sich die Gegensätze der Dualität auflösen und deshalb wird Ganapati, der Herr der Partikel, auch als der Beseitiger von Hindernissen verehrt. Den Punkt kann man als Tor zur absoluten Stille seines Vaters Shiva sehen und gleichzeitig als Beginn der schöpferischen Kraft seiner Mutter Durga, der Shakti Shivas. In Ganapati sind Kontraktion (Punkt) und Expansion (Welle) vereint. Sein Tanz entspricht dem Surfen, wobei das Gewicht im Schwerpunkt gehalten, die Bewegung von der Welle getragen wird.

Shiva zerstört das Alte, damit Neues entstehen kann. In seinem Sohn Ganesha halten sich Zerstörung und Schöpfung die Waage, so dass die Urkraft des Gebärens (Shakti) geschützt bleibt. Durch Ganesha dient die männliche Kraft der Auflösung der weiblich schöpferischen Kraft, Zerstörung und Schöpfung ergänzen sich.

Diese Gesetzmäßigkeiten können wir im Aufbau von Tänzen oder in Bewegungsabläufen sehen. Stille und Bewegung müssen in Symmetrie zueinander stehen, um als

Tanz zu erscheinen. Ein Tanz wirkt lebendig, kreativ und ist schön anzusehen, wenn sich Aktivität und Ruhe körperlich und seelisch abwechseln. Entspannungsphasen sind wichtig. Ideal wäre es, beim Tanzen das ayurvedische Leistungsideal zu beachten, wonach man 60 Prozent seines körperlichen Potentials nutzen soll.* Wer in Achtsamkeit und ohne sich zu überfordern übt, kommt ganz von selbst zu einem ausgeglichenen Wechsel von Anspannung und Entspannung. In einer einfachen Armbewegung allein finden wir im Wechsel von Anspannung und Entspannung entsprechende Spannungsbögen.

Am Beginn und am Ende jeder Bewegungsphase liegt ein Punkt der Stille und ebenso in der Mitte, ein kurzes Innehalten, das sich in der Regel spontan einstellt, so wie beim Atmen im Yoga spontan an der richtigen Stelle Atempausen entstehen, wenn wir der Körperseele die Regie überlassen. In der Pause, die eigentlich eine Lücke zwischen zwei Aktivitäten ist, begegnen wir dem Shiva-Aspekt der reinen Stille, der Transzendenz.

Shiva ruft die Schöpfung in einem kosmischen Tanz mit seiner Shakti ins Leben. Wenn er auf dem Höhepunkt des Tanzes die Begrenzung seiner Schöpfung überwindet, lässt er sie kollabieren und zu ihrem Zustand reinen Seins zurückkehren. In diesem Prozess des Zerstörens kommt Shiva zu seiner eigentlichen Natur der reinen,

*Im Kapitel Yoga wird dies ausführlicher erläutert.

unbegrenzten Stille, des ewigen Seinszustandes zurück. In diesem unmanifestierten Bereich bleibt das gesamte Wissen des Schöpfungsbaumes in Samenform erhalten und erneuert sich aus sich selbst heraus, so dass aus dem Ungeschaffenen erneut die Schöpfung entsteht.

Vielleicht ist dies in der Betrachtung der Natur einfacher zu verstehen, wo wir den Zyklus von Säen, Gedeihen und Vergehen beobachten können. Der Same enthält die vollständige Pflanze in unmanifestierter Form. Ein Geheimnis Gottes, das die indische Mythologie in Metaphern ausdrückt, zum Beispiel im Tanz des Shiva. Shiva, die reine Transzendenz, vereint sich mit Devi, dem materiell-göttlichen Aspekt im Tanz des Lebens. In diesem Tanz begegnen sich Adam und Eva.

Yin und Yang: Shiva und seine Shakti

Der Tanz von Shiva und Shakti ist ein grundlegendes Beispiel für die gleichzeitige Polarität und Einheit des männlichen und weiblichen Prinzips. Shakti ist die Energie, die das Prinzip oder die intelligente Struktur Shivas mit Leben erfüllt. Das passive Prinzip wird als Deva betrachtet, die aktive Energie als Devi oder Shakti. Deshalb gibt es auch verschiedenen Schöpfungsbereichen zugeordnet viele verschiedene Shaktis beziehungsweise verschiedene Aspekte der Shakti, die unterschiedliche Qualitäten ausdrücken und deswegen individuelle Namen haben. In Shakti offenbart sich das unendliche Spiel der göttlichen Energien in der materiellen Schöpfung.

Shakti als belebende Energie wird oft als Name für die Gemahlin Shivas verwendet, um die Polarität dieses Paares zu betonen. Auf der feinsten Ebene der Wahrheit sind beide untrennbar verbunden in transzendenter Einheit. Durch die Trennung in Shiva und Shakti entsteht Maya, die Illusion oder der Schleier der Schöpfung. Ihr Sohn Ganesha symbolisiert im Punkt Stille, reines Sein, den Bereich aller Möglichkeiten oder auch den göttlichen Wesenskern der Schöpfung. Um diesen Punkt herum bewegt sich die Rückkoppelungsschleife und bildet eine Acht. Dies ist ein Ursymbol der Schöpfung und der Beginn der Polarität. Die Welt der Materie entfaltet sich aus dem urmännlichen Schöpfungspotential des Punktes als urweibliche Rückkoppelungsschleife der Acht. Die Wellenbewegung der Acht enthält im Punkt die absolute Stille. Aus dem Punkt heraus entfaltet sich die Schöpfung als Acht. Im Punkt verschmelzen das männliche Prinzip und die weibliche Energie zu dem Einen.

Die Darstellung von Polarität und Einheit, das Wechselspiel der Kräfte, finden wir nicht nur im Tanz. Es ist ein uraltes Thema menschlicher Kultur und Philosophie: männlich und weiblich, Yin und Yang, Tag und Nacht,

Ebbe und Flut, Anspannung und Entspannung, Stille und Dynamik. Gegensatzpaare machen die Schöpfung wie auch den Tanz aus. Sie bewusst zu erfahren, macht das Leben interessant und vielfältig. In der Mitte dieses kosmischen Wechselspiels liegt der ruhende Pol, zeigt sich das Prinzip des Ausgleichs und der Versöhnung. In der Dämmerung versöhnen sich Dunkelheit und Licht im Bild der aufgehenden oder untergehenden Sonne. Beim Tanzen sind wir immer wieder mit der inneren Haltung, unserer Mitte, mit der Balance konfrontiert. Jede Einseitigkeit wirkt erstarrend und bringt uns aus dem Gleichgewicht. In der Bewegung die mannigfaltigen Erfahrungen des Tanzes auszuloten, erhält die Lebendigkeit.

Das Wesen des Tanzes

Spiegel

Oh, der Spiegel im Ballsaal. Die Paare gleiten an ihm vorbei. Ein kesser Blick der Dame über die Schulter. Der Herr bespiegelt seinen tadellos sitzenden Anzug, die Frisur, seine königliche Haltung oder gar seine Dame. Sie tanzen einen Wiener Walzer und spiegeln sich als Paar. Passt es oder passt es nicht? Der Spiegel sieht natürlich auch die kritischen Blicke, doch am meisten liebt er die erhitzten, strahlenden, glücklichen Gesichter. Er liebt den versonnenen Gesichtsausdruck, den gelösten, den hingegebenen. Er liebt den Blick, der vom Tanzen und dem Leben Bezauberten. Und wenn es nur für diesen Moment ist, der Spiegel liebt ihn.

Im Tanz des Lebens ist der Spiegel aber noch viel mehr als ein Accessoir beim Opernball. Philosophische, psychologische und spirituelle Überlegungen werden in diesem Kapitel anklingen, zunächst jedoch etwas zum Stellenwert des Spiegels im Tanzunterricht.

Ein Spiegel ist beim Tanzen ein sehr sinnvolles Arbeitsinstrument. Ein großer Spiegel an der Wand eines Tanzstudios ermöglicht es dem Lehrer oder der Lehrerin mit dem Rücken zu den Tänzerinnen zu stehen und doch von jeder Seite gut gesehen zu werden und selbst beobachten zu können. Bewegungsabläufe sind für die Schüler leichter zu verstehen und nachzuahmen, wenn die Lehrerin die gleiche Ausrichtung hat wie sie, ihnen also den Rücken zukehrt. Außerdem ist der Spiegel für die Lernenden ein gutes Hilfsmittel zur Eigenkorrektur und im wahrsten Sinne des Wortes geeignet zum Bespiegeln.

Wenn Sie zuhause einen großen Spiegel haben, vor dem Sie üben und experimentieren können, wird es gewiss helfen, schneller Fortschritte zu machen und eigene Tanzvorführungen für sich selbst zu gestalten. Einige Grundkenntnisse des Tanzens sollten Sie dafür allerdings schon haben.

Es gibt einen kleinen Trick, um das »Spieglein, Spieglein an der Wand« erfolgreich bestehen zu können. So viele Frauen halten sich beim Blick in den Spiegel an ihren vermeintlichen Schönheitsmängeln auf, ohne zu bedenken, dass die wirkliche Schönheit von der Ausstrahlung kommt, von Innen. Die folgende Übung ist mehr für die Devis gedacht, doch auch Shivas dürfen sich bespiegeln.

Spiegel

Stelle Dich in einer schönen, freien, innerlich gelösten Haltung vor einen Spiegel. Sobald Du Dich wohl fühlst, richte die Aufmerksamkeit auf Deine innere Haltung. Vielleicht entdeckst Du das innere Lächeln gelöster Freude in Dir. Das wird sich in Deiner äußeren Haltung widerspiegeln. Lächle Dich an, spiele mit Blicken, Mimik und Gesten.

Diese kleine Performance kann durchaus amüsant gestaltet werden, vor allem in einer Gruppe, wenn alle Frauen in der Vorstellung vor dem Spiegel stehen, die Allerschönste und Allerbeste zu sein. Da darf es ruhig auch lustig zugehen, mit Humor und mit Lachen und vor allem mit einiger Distanz zum eigenen Ego. Im Spiegel sehen wir zunächst die äußere Erscheinung. Doch je länger wir schauen, erahnen wir unser eigentliches Wesen, das mehr ist als Körper und Oberfläche.

Dennoch ändert sich auch etwas im Äußerlichen. Eine Nuance mehr Haltung, mehr Selbstvertrauen, mehr Freude daran, sich zu bespiegeln und darzustellen. Tanz ist weder ein rein innerliches oder verinnerlichtes Geschehen, noch sollte er bloße Selbstdarstellung sein. Manchmal müssen wir den Schwerpunkt etwas verlagern, um uns an den vielen Aspekten des Tanzens erfreuen zu können.

Sich im Tanz zu verlieren, sich dem Tanz hinzugeben ist besser als jede Spiegel-Übung. Diese kann jedoch der Einstieg dafür sein, sich zunächst zu bespiegeln und dann den Spiegel zu vergessen. Wenn das Geübte absichtslos geschieht, wird Tanz zur unschuldigen Freude.

Das Beobachten seiner selbst ist auch ein spirituelles, philosophisches Thema. Die äußere Welt ist Spiegel der inneren Vorgänge. Gott spiegelt sich in seiner Schöpfung, so wie seine Schöpfung IHN spiegelt.

Auch das Meditieren ist eine Form des Sich-Bespiegelns. Wenn der Geist zur Ruhe kommt und sich von den Objekten löst, wird das eigene Dasein objektiviert und es ist, als würde man sich selbst zusehen, sehr wach und bewusst und doch in innerer Distanz zum Geschehen, gleichsam unbeteiligt und doch involviert.

Beim Tanzen vor einem Spiegel erleben wir innere Distanz, denn wir sehen uns ja nur in einem Spiegel. Zugleich erleben wir Nähe, denn wir beobachten Vertrautes. Meine Erfahrung ist, dass dabei meditative Erfahrungen gemacht werden können. Nicht nur Handelnder, sondern innerer Zeuge des äußeren Geschehens zu sein, ist eine Erfahrung, die häufig mit einem erweiterten Bewusstseinszustand einhergeht.

Manche Tänzerinnen und Tänzer beschreiben das einfach als einen Zustand der Verzauberung. Sie sind bezaubert, nicht durch Hexerei, sondern durch ein angenehmes Gefühl inneren Gelöstseins und einer gelösten Leichtigkeit, sich zu bewegen. Manche mutet es auch wie Trance an. Doch es ist gar nicht nötig, dem einen Namen zu geben. Es geschieht oder es geschieht nicht. Wir nehmen es, wie es kommt. Es ist ein sicherer Zustand, ein Gefühl des Vertrauens zu sich selbst und zu dem, was geschieht. Ein Annehmen des Wunders des Tanzes. Sein Geschenk. Und einen Spiegel brauchen wir dazu eigentlich gar nicht. Es ist ebenso möglich, sich in den Augen eines anderen Menschen zu spiegeln, im Augen-Blick und in sich selbst.

Innere und äußere Haltung

Mitunter fällt uns beim Blick in den Spiegel zunächst unsere Haltung auf, die zumeist verbesserungswürdig scheint. Eine gelöste und freie Haltung ist gesund und wichtig im Yoga, beim Tanz und in vielen anderen Disziplinen.

Unsere innere Haltung bestimmt die äußere und umgekehrt. Zuerst sollten wir an der inneren Haltung arbeiten, denn der Körper folgt der Seele nach. Welche innere Einstellung und damit Haltung nehmen wir zu den Erfahrungen ein, denen wir im Leben begegnen? Es ist möglich, ein und dieselbe Sache aus verschiedenen Perspektiven zu sehen. Meist ist sogar noch in dem, was wir als sehr negativ ansehen, etwas Positives zu erkennen. Zumindest können wir es als Lernfeld des Lebens einstufen.

An der Kombination von Tanz und Yoga gefällt mir, dass die Haltungsübungen sich gegenseitig ergänzen und teils sogar identisch sind. Yoga kommt also dem Tanzen zugute und Tanzen dem Yoga. Je nach Geschmack und individuellen Vorlieben und Bedürfnissen können wir uns mehr dem einen oder dem anderen widmen. Manchmal geht es in dem einen Bereich leichter als in dem anderen, dann übt man eben schwerpunktmäßig dort ein wenig mehr.

Einmal habe ich mit einem Yoga-Schüler geübt, bei dem ich beim besten Willen weder mit Yoga noch in anderen Formen von Körperübungen eine Möglichkeit fand, ihm eine bestimmte Bewegung des Rückens und der Hüfte zu ermöglichen, die ihm Not tat, weil seine Bewegungsfähigkeit in diesem Bereich sehr eingeschränkt war und eine Basis für weiterführende Übungen geschaffen werden sollte. Dann versuchte ich es mit Tanz. Wir machten gemeinsam einige tänzerische Bewegungen und siehe da, es gelang.

Es ist nicht gut, eine erwünschte Körperhaltung zu erzwingen. Aus ganzheitlich orientierten Yoga- oder Tanzübungen entwickelt sie sich spontan, weil die gesamte Muskulatur gekräftigt und zugleich entspannt wird. Für eine gute äußere Haltung ist der innere Halt, die innere Einstellung maßgeblich.

Zum Zweck der Haltungsschulung haben mich Übungen der Feldenkrais-Methode sehr beeindruckt. Mit minimalen und sehr angenehmen Bewegungen lässt sich sehr viel bewirken. Zuerst einmal ist die dem Körper naturgemäß entsprechende und sinnvolle Bewegung in Achtsamkeit und sehr behutsam zu schulen, um die Körperwahrnehmung zu verbessern. Eine verbesserte Körperwahrnehmung hilft, sich der Bewegung mehr bewusst zu werden, die sich dann ohne vieles Nachdenken oder anstrengendes Üben fast mühelos verbessert.

Entsprechende Übungen gibt es im Yoga, etwa die Beckenschaukel oder die sanfte Nackendehnung und dem Tanz nachempfundene Balanceübungen wie Krishnas Flötenspiel (Natavarasana) oder Shivas Tanz (Natarajasana), Übungen zum entspannten, *begradigten* Liegen und viele andere. Die besondere Wirksamkeit dieser auf den ersten Blick sehr einfach erscheinenden Übungen liegt im feinenergetisch heilenden Bereich und in verbesserter Wahrnehmungsfähigkeit.

Nehmen wir uns ein Beispiel an den Katzen. Ganz natürlich strecken, dehnen und räkeln sie sich und legen sich dann genüsslich zur Ruhe. Entspannt zu liegen, sich rückenschonend von der Seite aufzurollen oder hochzuschaukeln und immer wieder die Muskeln, Sehnen und Gelenke auszubalancieren und zu begradigen, wird häufig vernachlässigt, weil es so einfach zu sein scheint. Minimale Fehlbelastungen oder Einseitigkeiten können das weitere Üben beeinträchtigen und zu Schwierigkeiten im Alltag führen.

Mehr oder weniger sind wir alle einseitig. Rechtshänder benutzen vorwiegend die linke Gehirnhälfte, Linkshänder entsprechend mehr die rechte. Links sind eher Fähigkeiten wie Ratio, Intellekt und Logik beheimatet; rechts Intuition, Ganzheitlichkeit und künstlerisch-kreative Phantasie. Kindern wird sehr früh, spätestens in der Regelschule eine einseitige Haltung unter Betonung der linken Gehirnhälfte abverlangt. Hinzu kommen die vielen einseitigen Tätigkeiten in Alltag und Beruf, Arbeiten mit zusammengezogenen Schultern und nach vorne geneigtem Rücken etwa, die wir dann zudem noch mit unserer ›guten‹ Hand erledigen.

Die Ausbalancierung der Körperhälften mit geeigneten Übungen ist deswegen immer wieder zu beachten. Kommt es dabei zu Überkreuzbewegungen, wie wir sie beispielsweise in der Kinesiologie und besonders auch beim östlichen Tanz und im Yoga finden, so tun wir zugleich der Funktionsweise unseres Gehirns etwas Gutes. Die Schaltzentrale für die bessere Koordination der Gehirnhälften sitzt in der Mitte, etwa im Scheitelbereich es Kopfes. Durch gegenläufige Bewegungen sprechen wir mehrere Bereiche des Gehirns an. Durch ein gleichzeitiges Anheben des rechten Beines und des linken Armes sprechen wir zeitgleich unsere linke und rechte Hirnhemisphäre an.

Eine liegende Acht mit den Augen oder den Händen auszuführen, ist eine sehr gute Koordinationsübung. Diese Bewegungsmuster finden wir im Yoga, in der Kinesiologie oder im Tanz. Es gibt viele Kombinationsmöglichkeiten, um auf dieser Grundlage eine optimale neurophysiologische Schulung individuell zusammenzustellen. Im freien Spiel mit den Gestaltungsmöglichkeiten wächst die Freude beim Lehrenden und Übenden und damit auch die Effektivität.

Für mich war es faszinierend, im Laufe der Zeit zu entdecken, wie viel Gemeinsamkeiten in der Vielfalt zu finden sind. Altbewährte Traditionen haben ebenso ihren Wert, wie neueste Erkenntnisse. Dabei zeigt sich immer wieder, dass es an sich nichts wirklich Neues gibt, sondern nur zeitgemäße Betrachtungs- und Anwendungsweisen. Der Grundgedanke meines Kursangebots »Tanz und Yoga« ist, die Gemeinsamkeiten ganzheitlicher Bewegungssysteme zu vermitteln und diese Elemente im Sinne eines Baukastensystems verfügbar zu machen, das individuellen Ausdruck ermöglicht.

Folgende Übungen sind für Tanz wie Yoga elementar für die Schulung der Körperhaltung und gleichermaßen sind sie Ausgleichsübungen für die Wirbelsäule. Eine freie, ausgewogene Haltung beim Tanzen ist etwas, das aus der Gesamtheit des Übens und der inneren Haltung erwächst.

Balance

Lege Dich gerade mit dem Rücken auf den Boden. Lass eventuell eine zweite Person überprüfen, ob Du wirklich gerade liegst, und die Haltung gegebenenfalls sanft korrigieren. Nimm nun einfach wahr, wie sich Dein Körper anfühlt. Wenn jemand unsere Haltung korrigiert, damit wir wirklich gerade liegen, empfinden wir das oft als unkorrekt, weil es nicht unserer gewohnten Haltung entspricht.

Wenn wir eine gerade Haltung einnehmen, entwickelt sich das Empfinden für das Richtige und Angenehme allmählich. Die Arme liegen entspannt neben dem Körper, die Handflächen sind möglichst nach oben gerichtet. Winkele nun die Beine an und drücke mit den Fußsohlen sanft gegen den Boden. Dann verlagere Dein Gewicht ein wenig, so dass der untere Rücken und dann der Taillen-Bereich sanft auf den Boden drücken. Das Becken hebt sich dadurch beinahe von alleine etwas vom Boden ab. Unterstütze diese Bewegung des Beckens leicht, aber hebe es nur ein wenig an. Einige Millimeter sind schon hinreichend. Dann senke das Becken sehr langsam wieder. Wiederhole diesen Bewegungsablauf einige Male.

Die Abwärtsbewegung des Beckens (Senken) sollte langsamer als die Aufwärtsbewegung sein. Rolle sehr behutsam Wirbel für Wirbel ab. Im Wechsel der Bewegungen entsteht eine sanfte Wellenbewegung, die einem rhythmischen Schaukeln ähnelt.

Schließlich lege Dich wieder entspannt auf den Rücken. Nimm wahr, wie Dein Körper entspannt auf dem Boden ruht und verschiedene Stellen Deines Körpers mit ihm in Berührung sind.

Fällt dir diese Übung leicht, so versuche folgendes zusätzlich: Hebe abwechselnd nur die rechte oder linke Hüfte leicht vom Boden ab. Der Druck liegt dabei erst auf den Fußsohlen und dann auf der Rückenseite, die nicht angehoben wird. Wesentlich bei dieser Übung ist, sie langsam und in Achtsamkeit und Stille zu machen. Die Körperwahrnehmung wird mit regelmäßigem Üben verfeinert. Die Wirbelsäule wird balanciert und gut ausgerichtet.

Ausgestreckt auf dem Rücken liegend lege nun eine Hand an den letzten Halswirbel und die andere leicht darüber. Bewege mit den Händen den Kopf ganz leicht – wieder sind wenige Millimeter ausreichend – nach vorne und oben, um die Nackenmuskeln etwas zu dehnen und die Wirbel zu lockern. Sei bei allen Behandlungen am Kopf besonders behutsam und vorsichtig. Entwickle ein Gespür für die natürliche Bewegung. Lege den Kopf mit Stützung der Hände sehr langsam ab.

Lege Dich entspannt auf den Rücken, die Arme liegen neben dem Körper, die Hände etwa zehn Zentimeter vom Körper entfernt mit der Handfläche nach oben. Die Beine fallen locker etwa fünfzehn Zentimeter auseinander mit den Füßen nach außen. Diese Haltung ist eine Grundstellung des Yoga. Nimm die von Dir bewegten Stellen und den gesamten Körper wahr. Nach

Beendigung der Übungen rolle Dich sehr langsam und ohne die Schultern zu belasten, über eine der Körperseiten zum Sitzen hoch.

Mit der Balance-Übung entspannst und begradigst Du Deinen Rücken und dehnst einige wesentliche Stellen des Körpers sanft. Lass Dich von dem minimalen Aufwand für die Übung nicht täuschen. Sie hat tiefgreifende Wirkung.

Wenn Du wenig Erfahrung mit energetisierender Körperarbeit hast, könnte es sinnvoll sein, unter erfahrener Anleitung zu üben.

Der Stern

Nun setze Dich aufrecht, lege die Hände wie zuvor beschrieben an den letzten Halswirbel und stelle Dir vor, wie von hier sternförmig Strahlen ausgehen. Massiere Hinterkopf und Nacken entlang dieser Strahlen mit den Fingerspitzen. Du kannst am Nacken beginnen und einfach sanft nach oben und seitlich hoch ausstreichen. Die Finger berühren die Muskulatur dabei kaum.

Diese sehr feine, energetische Massage hat eine ausgezeichnete Wirkung, weil sie die Energiemeridiane und besondere energetische Punkte stimuliert.

Achte darauf, gerade zu sitzen. Wenn Du mit untergeschlagenen Beinen sitzt, lege Dir eventuell ein kleines Kissen unter das Becken. Du kannst Dir auch vorstellen, dass am hinteren Teil Deines Scheitels ein glitzernder Goldfaden angebracht ist, der Dich in den Himmel zieht und ein goldener Faden am Brustbein Deinen Herzbereich weitet und dehnt. Es ist schön und bereichernd, diese Stellen zu Beginn oder am Ende der Übungen kreisförmig etwas zu streicheln und zu massieren. Du kannst dieses Element auch in andere Übungen integrieren.

Der Lotus erblüht

Diese Übung spricht eher Frauen an, doch Männer können sie auch individuell an ihre Bedürfnisse anpassen. Das innere Lächeln und die innere Aufrichtung sind ja ein Menschen- und kein Geschlechterthema.

Wenn möglich, übe vor einem Spiegel. Die innere Aufrichtung geschieht aus dem Brustbereich. Stelle Dich gut auf die etwas auseinander gebreiteten Füße und kippe das untere Becken sehr leicht etwas nach oben und vorne. Becken, Rücken, Schultern und Kopf sind in einer geraden Linie. Alternativ nimm einfach eine aufrechte, Dir bequeme Haltung ein. Es geht nicht um Perfektion. Du solltest Dich wohlfühlen. Erscheint wie von selbst ein inneres Lächeln um Deine Lippen?

Nun stelle Dir vor, dass sich in Deinem Brustbereich langsam eine wunderschöne Lotusblüte öffnet. Sie ist im Brustbein verwurzelt. Du heißt sie willkommen, sich zu öffnen und zu entfalten. Schreite durch den Raum und genieße die innere Aufrichtung. Die Schultern sind locker und entspannt. Sie passen sich der natürlichen Bewegung an.

Imaginiere nun einen feinen Silberfaden, der an der Krone Deines Kopfes angebracht und mit dem Himmel verbunden ist. Eine feine Energiespirale zieht Dich etwas hoch und verleiht Rücken, Nacken und Kopf eine gerade Linie. Überstrecke den Kopf dabei nicht. Das Kinn ist trotz der königlichen Gebärde in einer leichten Demutshaltung, denn nun bewegst Du Dich mit der Anmut einer Königin mit etwas nach vorne geneigtem Kopf. Die Haltung sollte verschönt aussehen und sich leicht und angenehm anfühlen. Das Atmen ist leicht.

Bedenke, dass die Wirbelsäule von Natur aus eine leichte S-Krümmung hat und versuche wahrzunehmen, wie sich eine natürliche, Dir angenehm gerade Haltung anfühlt, ohne Dich dabei anzustrengen. Bleibe beim Bild einer Königin und Deiner inneren Würde.

Entspanne Dich zwischendurch etwas, schüttle Dich und lockere die Schultern. Dann bewege Dich weiter im Raum. Der Lotus, das Licht Deines Herzens, strahlt nun in den Raum und lässt Dich den Weg in Liebe gehen. Statt des erblühenden Lotus könntest Du Dir auch einen Diamanten vorstellen, der aus Dir strahlt und leuchtet. Dein Diamant führt Dich.

Die an dieser Stelle mehr vom Tanzen inspirierten Ausführungen zur Haltung geben bereits einen ersten Einblick in die Welt des Yoga. Yoga beschäftigt sich besonders mit bestimmten Körperstellungen, den sogenannten Asanas. Die jeweiligen Haltungen wirken, wie auch beim Tanzen, unmittelbar und intensiv auf Geist, Seele und Körper.

Ebenso wirkt sich eine positive innere Einstellung segensreich auf die Haltung aus. Schmerz, Leid und Kummer beugen den Rücken. Dem Nacken werden oft schwere Lasten seelischer Art aufgebürdet. Es ist gut, sich von Zeit zu Zeit der Ursachen bewusst zu werden und zu überdenken, ob es nicht doch eine Möglichkeit zur Entlastung im Äußeren gibt – und die Möglichkeit, mit anderen Menschen in Austausch zu treten. Mitfühlende und menschliche Kommunikation kann helfen, wieder in eine schöne und gerade innere und äußere Haltung zu kommen. Haltung bewahren muss nicht militärisch sein. Versuchen wir es spielerisch. Auch kann das Element der Freude beim Üben nicht nachdrücklich genug betont werden.

Mudras

Mudras sind im indischen Tanz und im Yoga Finger- und Körperhaltungen, die eine innere Einstellung der Achtsamkeit, Bewusstheit und Hinwendung voraussetzen. Mudras können Symbole für Götter oder Göttinnen sein, für Blumen, Blüten, Tiere, Herzensqualitäten, innere Einstellungen oder Aktivitäten. Sie können gezielt eingesetzt werden, um bestimmte Energiemuster zu aktivieren, was im meditativen und heilenden Bereich genutzt wird. Im indischen Tanz werden mit Mudras sogar Geschichten erzählt. Aus der Kombination mehrerer Mudras können sich übergeordnete Zusammenhänge ergeben.

In der Anwendung dieser traditionellen indischen Gesten, die wohl im Tempeltanz ihren Ursprung haben, begegnen sich Tanz und Sprache. *Mud (Sanskrit)* bedeutet Freude, *Ra* das Gebende, wobei im Geben zugleich das Empfangen liegt.

Die spirituell-rituellen Tänze sind so zu verstehen, dass sie in früherer Zeit dazu gedacht waren, den Zuschauern und den Göttern symbolisch Gaben wie Lichter, Blüten oder Gewürze darzubringen, wobei die Götter für die uns innewohnenden natürlichen Gesetzmäßigkeiten stehen. Durch das Darbringen wird der Segen der Götter erbeten. Deshalb empfinden die Tänzerinnen ihre Darbietung als bereichernd und beglückend.

Mudras sind Bausteine des Tanzes im Sinne eines spirituellen Weges oder Erlebens. Sie sind mehr als ästhetische Darstellungen mit Symbolgehalt, sie verändern die Energien im Menschen wie auch im Raum. Als ich mit einer kleinen meditationserfahrenen Tanzgruppe die Mudras für Shiva, Brahma, Vishnu und einige weitere ausprobierte, stellten wir fest, dass sich die Handhaltungen unmittelbar auf unsere körperliche Befindlichkeit und die Atmosphäre im Raum auswirkten. Das schien zunächst erstaunlich, bei näherem Nachdenken über die Wirkung feinstofflicher Heilenergien, Energiekreisläufe und Energiemeridiane ist das Phänomen aber plausibel. Seitdem sehe ich die Mudras mit anderen Augen. Sie sind mehr als nur anmutige und beeindruckende Körperhaltungen.

Mudras können beim Tanzen durch die Bewegung der Arme und Hände spontan entstehen. Es ist nicht minder spannend, eigene Mudras zu kreieren oder einfach wahrzunehmen, wie sie sich aus sich selbst heraus entwickeln. Die Grundzüge energetischer Wahrnehmung entwickeln sich durch die Gestensprache der Hände und ergänzende Übungen.

Die Hände sollten beim Tanzen sprechen. Sehr schöne und ergonomisch richtige Armführungen können in orientalischen und indischen Tanzkursen gelernt werden. Dabei wird die Spannung von den Schultern bis in die Fingerspitzen hinein gehalten, um der Bewegung Ausdruck zu verleihen. Im richtigen Anspannen und Lösen, sowie dem Verweilen der Aufmerksamkeit in der Bewegung liegt das Geheimnis von Handführung und Anmut.

Schleier

Der Tanz mit dem Schleier hat vor allem im orientalischen Kulturraum Tradition. Laien sind oft über die Größe der Schleier erstaunt. Sie stellen sich darunter ein kleines Tuch vor, das hin- und herbewegt oder über das Gesicht gehalten wird. Ein Schleier benötigt aber eine bestimmte Größe, um weich fließend den Körper beinahe von Kopf bis Fuß bedecken zu können und spielerische Effekte in verschiedenen Bewegungsformen zu ermöglichen.

Der Schleier bietet besonders viele Möglichkeiten für den Traum von tausendundeine Nacht. Werden Schleier von weißen oder bunten Lampen angestrahlt, entstehen bezaubernde Lichteffekte. Es ist alleine schon beeindruckend, wenn eine Tänzerin nur königlich durch den Raum schreitet und der Schleier dabei von der Luft bewegt hinter ihr hergleitet.

Mit dem Schleier werden Verhüllen und Enthüllen dargestellt. Mich bewegt es stets von neuem, eine zunächst quasi unsichtbare, vom Schleier verhüllte Tänzerin zu erleben, die mit erhobenen Armen mystisch-geheimnisvoll und eigentlich unpersönlich-priesterlich wirkt. Das Element des überpersönlichen, über den eigenen individuellen Ausdruck hinausgehenden Stils, führt zur Spiritualität hin.

Der Schleier kann die freie Beweglichkeit auch einschränken. Deshalb haben Tänzerinnen elegante Möglichkeiten entwickelt, sich des Schleiers auch wieder zu entledigen, indem sie ihn graziös wegwerfen oder beiseite legen.

Wie das Spiegeln ist auch das Spiel mit dem Schleier Metapher für eine menschliche Verhaltensweise und die damit verbundenen psychologischen Hintergründe. Wie oft werden die wahren Motive oder Gefühle verschleiert und wie häufig bleiben sie uns selbst verborgen. Das Unbewusste ist wie ein Meer, dessen Wellen durch ihre stetige Bewegung die tieferen Schichten mit erfassen und an die Oberfläche tragen. Gedanken und Gefühle werden uns auf verschiedenen feineren oder gröberen Schichten bewusst und bleiben mitunter auch, zumindest für eine gewisse Zeit, ganz und gar unbewusst. Manchmal erleben wir einen Aha-Effekt und dann sehen wir wieder klarer. Manchmal ist es auch die Intuition, also ganzheitliches Denken und Fühlen, die uns Sein und Schein, Dichtung und Wahrheit, besser zu unterscheiden lehrt.

Das Spiel mit dem Schleier ist Schutz und Enthüllung zugleich. Das Licht der Wahrheit kann mitunter sehr hell sein. Die indische Mythologie spricht von der Maya,* einer Art Weltenschleier oder Weltentraum, der das wahre Sein verhüllt und doch zugleich Stoff der Träume ist, aus dem dieses Sein im irdischen Bereich gewebt ist. Eines ist das andere, eine im Grunde genommen absurd wirkende Idee, die sich nur lösen lässt, wenn wir das Mysterium der göttlichen Schöpfung anerkennen. Jede Philosophie, jeder Versuch einer Erklärung kann nur eine Annäherung sein. Die vielen Teilwahrheiten sind Aspekte der einen Wahrheit, die sich weder erklären noch beschreiben lässt.

Das Spiel mit dem Schleier ist ein Spiel im Tanz sowie im Alltag. Einige Menschen sind wahre Schleiereulen. Sie möchten sich schützen. Andere sind offener, klarer und

*Maya bedeutet Täuschung oder Illusion und erinnert daran, dass wir im Alltag das Unwirkliche als Wirklichkeit betrachten. In Wahrheit ist alles, was wir subjektiv erleben, nur eine Spiegelung des Göttlichen, der universalen Einheit. Erst wenn wir uns durch die Sinne mit den materiellen Gegenständen verbinden, entsteht die relative, duale Welt. Dennoch ist diese Ebene ganz real, und sie ist ja auch Bestandteil der ewigen göttlichen Wahrheit. Maya soll daran erinnern, dass die unvergängliche göttliche Einheit höher steht als die vergängliche Schöpfung, die sie aus sich hervorbringt. Maya ist vergänglich und kann deshalb keine Sicherheit bieten, nur das Göttliche ist unvergänglich und somit sicher.

direkter. Möglicherweise sind sie sich ihrer verborgenen Gefühle und Motivationen auf feinen Ebenen mehr bewusst. Im Spiel des Lebens entstehen Schleierspiele. Mitunter ergibt es sich aus einer Situation oder aus einer unbewussten Neigung, dass ein Mensch seinen Mitmenschen etwas verschleiert.

Menschliches Bewusstsein selbst trägt ein verschleierndes Element in sich, die Macht der Maya. Maya ist die verdunkelnde und verhüllende Natur der Göttin, die Kehrseite ihrer Fähigkeit, zu nähern und fürsorglich zu sein. Licht und Schatten vereinen sich in der menschlichen Seele wie das ineinander gewobene Ornament eines Teppichs, der aus sich ständig verändernden Mustern besteht. Zudem gibt es die Farben der Seele, die individuellen Tönungen der Gefühle.

Im Märchen begegnet uns oft der Wunsch nach Erlösung, den wir auch als Befreiung vom Schleier der Maya verstehen können. Ebenso kennen wir den Wunsch, die Mitmenschen zu enträtseln, zu ergründen, zu entschleiern. Durchlichten, Entschleiern, Erlösen kann auf einfühlsame und helfende Art geschehen. Im Märchen wird immer wieder von der Schattenseite des Ergründens gewarnt, der Neugier. Sie möchte dem Geheimnisvollen den Schleier nur entreißen, um es zu besitzen, zerstört damit aber auch seinen Zauber und seine Schönheit. Der vermeintliche Triumph ist deshalb nur von kurzer Dauer.

Der zarteste Impuls im Herzen eines Menschen, die Liebe, möchte dem anderen Menschen in Achtung begegnen und aus dem eigenen Inneren heraus im Gleichklang der Seelen lernen, die andere Seele sehr behutsam zu berühren.

Hinter sieben goldenen Schleiern
sich dein Bild verborgen hält
und ich will es liebend halten
bis der letzte Schleier fällt.
Spruchweisheit

Möglicherweise fällt der Schleier nicht, weil er Schutz bietet. Manchmal ist das Licht der Wahrheit noch zu hell. Wenn abgespaltene Teile zunehmend integriert werden können, braucht es keinen Schleier mehr oder nur noch einen leichten, durchsichtigen. Doch selbst wenn viele Schleier etwas verbergen wollen, weil die Zeit für die Erlösung noch nicht reif ist, können wir im genauen Hinsehen ein Licht der Wahrheit erhaschen, das uns über alle Ungereimtheiten und vermeintlichen Verschiedenheiten hinweg die Seele des geliebten Menschen nahe bringt. Der Schleier wird transparent.

Jeder kleine Schritt, der zwei Menschen näher bringt, weil er ein Element der Liebe in sich trägt, ist ein Schritt zur Heilung der Gefühle und des Verzeihens. Geduld und der Wunsch, das Getrennt-Sein zu erlösen, sind entscheidende Faktoren. Auf dem Weg dorthin hat der Schleier seine Bedeutung und sollte behutsam belassen werden. Zum rechten Zeitpunkt enthüllt sich das Geheimnis ganz selbstverständlich und das Licht der Liebe und Wahrheit erblüht.

Diese Grundthemen der Seele, die in Märchen ihren literarischen Ausdruck finden, erklären, warum die Tänzerinnen und Tänzer des Lebens das Spiel mit Schleiern verschiedener Farben und Transparenzen so lieben.

Der Schleier ist der Gegenpol zum Spiegel. Wird mit mehreren Schleiern getanzt oder entsprechen die Bewegungen der Tanzgruppe den eigenen, kommt das Element des Spiegels in den Tanz. Der Spiegel zeigt die flüchtige Realität, so wie sie ist. Darin liegt eine Gefahr, vor der ein Schleier bewahren kann. Der Spiegel konfrontiert uns mit einem narzisstischen Moment. Der schöne Narziss spiegelt sich im Wasser und kommt über diese Selbstbespiegelung nicht hinaus. Die Selbstwahrnehmung kann andererseits aber auch zur Selbsterkenntnis führen, was ein Schleier verhindern könnte.

Der Tanz ist eine Brücke zwischen dem Profanen und dem Spirituellen. Wir können auf dieser Seite bleiben oder auch auf die andere gehen. Niemand zwingt uns, jemals über die Brücke zu gehen, aber der Tanz lädt uns dazu ein. Die beiden Seiten, die von der Brücke verbunden werden, sind bei weitem nicht so weit voneinander getrennt, wie es der erste Eindruck vermitteln mag.

Lichter

Wie sich einige Tänzerinnen mit solcher Unbefangenheit an den Lichtertanz wagen, ist mir ein Rätsel. Andererseits werden meine eingestreuten philosophischen Ausführungen einige Leser oder Leserinnen ihrerseits vor ein Rätsel stellen. Ich möchte damit anregen, über die Natur des Seins zu rätseln. Ein vollständiges Erkennen ist nicht erforderlich. Es geht mehr um den Geschmack der Erdbeere, der ab und zu im Leben, im Tanz, im Yoga, im Meer des Bewusstseins und vielem anderen zu finden ist.

Es war in Portugal. Eine steile, enge und endlos scheinende Treppe wand sich zu einem Strand hinab, der von hohen und bizarren hellbraunen Felsen umgeben war. Höhlungen boten Durchgang von Bucht zu Bucht. Dort badete ich mit einigen Mitgliedern einer Yoga-Urlaubsgruppe im Atlantik, der azurblau und grünlich schillerte. Da kam unser Gastgeber auf die für mich damals zunächst aberwitzige Idee, den Urklang Om über das Meer zu hauchen. Ich ließ mich darauf ein und schon bald konnte ich die feierliche Stille und Unendlichkeit des inneren und äußeren Ozeans ahnen. Die Farben erschienen mir nun noch strahlender, das Meer noch blauer und so unendlich weit. Abends, mit Eintritt der blauen Dämmerung, die sich über Meer und Land erhob, begannen die Lichter an der anderen Seite des Ufers zu funkeln. Ein Lichtertanz der Natur bot sich meinem staunenden Auge dar.

Wieder daheim, wo bereits der Winter eingekehrt war, erlebte ich bei einer Aufführung von Sheherazade und ihren Schülerinnen eine andere Art des Lichtertanzes, ein Fest der Sinne. Lichtertanz hat einen besonderen Reiz. Eher langsam, zeremoniell-feierlich und gediegen entführt er in das Niemandsland zwischen Wachen und Träumen. Hingebungsvolle Sehnsucht wird fühlbar, ein Gefühl der Weite, wie beim Blick über ein Meer bis hin zum Horizont.

Im Lichtertanz klingen häufig Motive des altägyptischen Tanzstils an und damit Erinnerungen an eine längst vergangene Epoche, die aber noch immer in uns lebendig zu sein scheint. Wie sonst könnte der Tanz uns so berühren? Im ursprünglichen Sinne leitet sich Tanz von kultischen Zeremonien ab, in denen in die priesterliche Rolle initiierte Tänzerinnen Räucherwerk, Blüten und Licht im Tanz darbrachten. Bis heute werden in Indien Zeremonien gefeiert, sogenannte Pujas, die in etwa demselben Zweck dienen. In der reinen, ursprünglichen Form dürfte es sich bei dem ägyptischen Ritus wohl um eine Art getanzter Puja gehandelt haben. Die Gaben werden dargebracht und geopfert, um einen Prozess der Transformation und Durchlichtung einzuläuten. Im spirituellen Lichtertanz entfaltet sich wie von selbst das Element des Überpersönlichen, sich dem Göttlichen Hingebenden.

Bei dieser Art, den Tanz zu zelebrieren, wird das Lächeln manchmal ganz entspannt und der Ausdruck des Antlitzes wirkt unbeteiligt, losgelöst, fast ausdruckslos. Persönliche Gefühle spiegeln sich im Beobachten des Vorgangs und lösen sich in Distanz auf. Die Hinwendung erfolgt dann wieder an gedachte oder tatsächlich anwesende Zuschauer, die beim Beschenken nicht vergessen werden und Licht und vielerlei Gaben symbolisch mit den Händen vom Herzen erhalten. Das selbst Erlangte und Realisierte wird weiterverschenkt und von den Zuschauenden in Form von Liebe und Freude zurückerhalten. So schließt sich der Kreis und erhebt sich zum Mandala. Es ist eine sehr reine und unschuldige Art des Tanzes. Deshalb berührt sie besonders.

Westliche Menschen übersehen leider oft den historischen, traditionellen und spirituellen Aspekt dieser Art zu tanzen. Den Menschen anderer Kulturen ist es wichtig, dass ihr Tanz von allen Zuschauern die Wertschätzung bekommt, die ihm in ihrer Kultur gebührt.

Im Osten und in Afrika ist die native, ursprüngliche Art zu tanzen noch sehr lebendig. Meiner Erfahrung nach werden Rhythmik, Musikalität und Temperament sehr wertgeschätzt. An erster Stelle steht jedoch die natürliche und spontane Art, sich zu bewegen, die allein aus der Freude am Tanzen geboren wird. Selbstverständlich ist Tanzen auch mit Selbstdarstellung verbunden. Die natürliche Anmut und Freude und auch der Mut zum Unvollkommenen, nicht Perfekten, machen Tanz beglückend.

Aus dem Nicht-beeindrucken-Wollen entsteht der Ausdruck. Wer im Tanz erfahren ist, geht mitunter auch einen anderen Weg, fühlt die Emotionen in der Musik und bringt sie zum Ausdruck, übt die Choreographie und die Perfektion der Bewegung und kehrt dann zurück zu einem möglichst natürlichen und emotional wahrhaftigen Ausdruck.

Der Lichtertanz braucht ruhige Hände und Konzentration. Damit gleicht er dem spiritueller Weg und ist wie eine Initiation. Gerade am Lichtertanz, aber auch an Schleiertänzen zeigt sich der spirituelle Hintergrund der tänzerischen Kultur.

Nun bleibt noch die Frage, warum ich die Unbefangenheit der Lichtertänzerinnen bewundere. Vermutlich, weil ich mich in dieser Art zu tanzen bislang noch nie sehr weit vorgewagt habe und das Phänomen mehr mit philosophischem Blickwinkel betrachte. Das kleine Büchlein »Brennende Lichter« von Bella Chagall, der Frau des französischen Malers Marc Chagall, erinnert mich an mein erstes Üben. Mit zwei Schälchen, in die ich Teelichte gelegt hatte, wollte ich vor dem Spiegel stehend die Achterbewegung der Arme trainieren. Als sich meine linke Hand nach oben bewegte, wurde mir beim Blick in den Spiegel klar, dass es gleich ein Unglück geben würde, weil sich die Teelichte unter dem Schwung der Bewegung zu verselbständigen begannen. Für den Lichtertanz braucht es Lichter, die auch in der tanzenden Bewegung sicher zu halten sind. Es ging eben noch mal gut aus, aber seitdem bringe ich lieber gedachte Gaben dar oder übe einfache meditative Lichtertänze.

Mandala

Das Mandala gehört zu den Urformen des Lebens. In seiner ursprünglichsten Form ist es ein Kreis. Durch Unterteilung in Segmente entsteht im Inneren wie im Äußeren Struktur. Das Mandala wird zu einem punktsymmetrischen Bild. In der Natur finden sich Mandala-Formen bei Früchten und Blüten. Die wohl schönste und natürlichste Weise, das Mandala zu erleben, ist zu beobachten, wie sich eine Knospe langsam zur vollen Blüte entfaltet.

Das Wort Mandala stammt aus dem Sanskrit und bedeutet Kreis. Jede annähernd punktsymmetrische Darstellung kann als Mandala bezeichnet werden. So gibt es Mandalas in mannigfaltigen Formen und Ausführungen. Vorgedruckte Mandala-Konturen auszumalen, ist ein beliebtes Freizeitvergnügen für Kinder und Erwachsene. Es wirkt beruhigend, ausgleichend, wohltuend und entspannend und wird deshalb auch gern von Erziehern und Lehrern eingesetzt.

Die Energie des Mandalas berührt uns in Kreis- und Reigentänzen. Dabei stellen wir fest, wie bereichernd und verbindend Tänze in der Gruppe sein können, denn dabei wird uns unsere Einbindung in ein übergeordnetes Ganzes bewusst. Wir erleben das Angenommensein im Blickkontakt und dem Reichen der Hände, die Zusammengehörigkeit in Verbindung mit der eigenen Individualität, die Einmaligkeit und besondere Art, mit der sich jeder Tänzer einbringt. Dabei kann manchmal und fast unbemerkt von einer zarten Ebene des Herzens sogar eine sehr feine Liebe entstehen.

Bunte Seidentücher können eine zusätzliche Bereicherung sein, etwa im bekannten Rosentanz, bei dem die Seide zuerst zusammengeknüllt ist und sich dann in der Hand als Rose entfaltet. Das Erblühen der Rosen ist jedes Mal ein kleines Wunder. Erwachsene bekommen glänzende Augen wie Kinder unter dem Weihnachtsbaum und wir ahnen: die Rosen sind ein Geschenk. Seidenbänder, Tücher, Schleier können auch dazu einladen, auf dem

Boden gemeinsam ein Mandala entstehen zu lassen. Die Möglichkeiten des kreativen Gestaltens sind vielfältig.

Wenn wir einen Punkt des Kreises zum Ausstieg benutzen, entsteht aus dem Kreis eine Spirale. In ihrer hellen Variante ist sie eine Segens- oder Lichtspirale. Denken wir an die Wirbeltänze der Derwische, wird uns schier schwindlig, doch es ist eine lohnende Aufgabe, sich an das Drehen zu wagen. Je nachdem, ob wir uns links- oder rechtsherum drehen, verändert sich die energetische Ausrichtung des Körpers. Bei zunehmender Erfahrung mit feinstofflichen Energien dreht sich der Körper spontan in die Richtung, die gut tut.

Beide Drehrichtungen, nach links oder rechts, sollten beachtet werden. Beim Wirbeln kommt zum Drehen eine leichte Auswärtsbewegung hinzu. Es kann außerordentlich wohltuend sein. Mit der richtigen Technik, Blickrichtung und Balance betreffend, ist es gar nicht so schwierig. Im Tantra-Yoga und in anderen Systemen gibt es entsprechende Empfehlungen, die sich zumeist auf die Kundalini-Energie beziehen. In Achtsamkeit, gerade auch im meditativen Tanz, können wir zu einem feineren Formenempfinden auf der energetischen Ebene gelangen. Von der Wahrnehmung der Formenmuster, die einem Musikstück zugrunde liegen, hin zur energetischen Wahrnehmung der Aura, Körperenergie oder Atmosphäre eines Raum ist es nur ein kleiner Schritt.

Wenn ich Musik höre, erlebe ich die in Klang und Rhythmus liegenden Formen und Farben gleichermaßen. Diese Form der Wahrnehmung wird im musikalischen Bereich leider nur wenig geübt, obwohl diese Fähigkeiten einen zusätzlichen musikalischen Genuss bieten. Im spirituellen Bereich ist es sinnvoll, das Formerleben in meditativen Tänzen oder auch beim Hören geeigneter Musik zu suchen. Ähnlich wie in der Eurythmie, der anthroposophischen Kunst der schönen Bewegung, können dabei zusätzlich Laute eingesetzt werden, besonders Vokale und bestimmte Konsonanten.

Mit dem A sollte begonnen werden, weil es der Urlaut ist. Für viele Menschen ist es tatsächlich ein Erlebnis, sich des Öffnens bewusst zu werden, indem sie der entsprechenden Gebärde den Laut A hinzufügen, oder die Geste der Ablehnung oder des Verschließens mit einem K oder Nein begleiten. Diese und ähnliche Übungen können schrittweise in den Tanz integriert werden. Das ebnet den Weg zum eigenen tänzerischen Ausdruck.

Rhythmische Übungen, begleitet von Klatschen, orientalischen Zimbeln oder anderen Klanginstrumenten, sind ebenfalls sehr hilfreich, das Einfinden in den Rhythmus eines Musikstücks zu erleichtern und die Körperbewegungen und das Empfinden zu rhythmisieren. Manchen Menschen liegt der Rhythmus im Blut. Wer sich aber beim Tanzen anfangs etwas schwer tut, für den ist

Formenüben und Rhythmisieren, worin sich ja auch seelisches Erleben ausdrückt, eine wertvolle Hilfe. Heilpädagogische und künstlerische Ansätze sind im Tanzunterricht immer bereichernd und werden mit sehr viel Freude aufgenommen und erlebt. Den Rhythmus des Mandalas im Tanz und seine Farbigkeit beim Malen zu erleben, kann zu einer alle Sinne bereichernden pädagogischen Einheit kombiniert werden.

Schwerter und Tonkrüge

Ein Abend in Tunesien. Jedes Mal denke ich bei der Landung des Flugzeugs in diesem orientalisch-afrikanischen Land an den Maler Paul Klee und sein Bild »Hafen von Hammamed«. Ich habe gelesen, Klee sei von dem besonderen Licht Tunesiens fasziniert gewesen. Tatsächlich, die Farben Tunesiens, der besondere Einfluss des Lichts, sind schwer zu beschreiben, doch einfach zu erfahren. Es sind die Farben aus tausendundeiner Nacht, transparent, klar, mit fein schimmernden Nuancen, beinahe astral. Die endlos blaue Dämmerung hat die zarte Farbe des fünften Elements Akasha, blauviolett irisierend wie das Flammenschwert des Erzengels Michael. Die sanftgoldene Morgendämmerung mit ihren zarten, der Sonnenuntergang mit seinen kräftigen Tönen in orange, rot und rosenrot sind beeindruckend. An einem dieser Abende in Tunesien begegnete ich dem Tanz des Shiva.

Die Umgebung war nicht ungewöhnlich, eine Feriensiedlung am hellen, feinsandigen, breiten Strand Djerbas, der an die Karibik erinnert. Eine Folkloregruppe tanzt auf der Plaza. Die Männer und vor allem die Frauen von Kopf bis Fuß in reichlich Stoff gehüllt. Eine leichte Brise vom Meer, das besondere Licht und die Farben der Dämmerung. Einige Händler vom Bazar bewegen sich spontan zur Musik, klatschen in die Hände und tanzen am Rande des Geschehens mit. Ihre Frauen sind wie üblich nicht zu sehen. In dem Ferienparadies arbeiten nur Männer, während die Frauen – dem hiesigen Verständnis entsprechend – im Schutz des Hauses bleiben.

Die spontane Begeisterung der Männer am Tanzen ist nicht zu übersehen. Ich erlebe, dass es tatsächlich noch die natürliche Freude am Tanzen gibt, auch bei Männern. Früher war das auch in unserer Kultur so. Und bis zu einem bestimmten Alter tanzen alle Kinder gerne, Jungen wie Mädchen.

Jetzt wurde in einem feinen Restaurant zu Tisch geladen. Kulinarische Köstlichkeiten, schöne Musik und die Darbietungen einer Tänzerin folgten, den Erwartungen des touristischen Publikums angepasst. Aber der Abend war damit noch nicht zu Ende. Die wirkliche Attraktion war ein mit Tonkrügen tanzender Mann. Diese stapelte er sich auf den Kopf, einen nach dem anderen, bis die Krüge eine bedenkliche Höhe erreichten. Ein wirklich gekonnter Balanceakt. Was mich jedoch weit mehr als das gekonnte Balancieren beeindruckte, waren die tänzerischen Bewegungen, die er dabei ausführte. Mühelos vereinte er Anmut, Musikalität und männliche Bewegungen. Seine Bewegungen und Schritte unterschieden sich nur unwesentlich vom Tanzstil der Tänzerinnen, wirkten aber völlig anders, eben der männlichen Natur entsprechend männlich. Die Darstellung verfehlte weder bei den Männern noch bei den Frauen ihre Wirkung. Der Tanz war unbefangen und unschuldig, eine sehr einfache Darstellung der etwas anderen Art zu tanzen. Eine Hommage an die tanzenden Männer.

Ich gebe zu, dass es in unserem Kulturkreis für Männer manchmal nicht ganz einfach ist, im Tanzen ihre Identität und ihren Stil zu finden. Ich hätte für den Unterricht in einem gemischten Kurs gerne einen Partner gehabt. Ich war sehr neugierig auf die erste Stunde mit Männern und Frauen und war unsicher, ob ich Männern mit meinem Stil zu tanzen so etwas wie Orientierungs- oder Anhaltspunkte geben könnte. Die Lernziele waren dieselben wie in den Seminaren zuvor nur für Frauen. Der Raum sollte erkundet, der eigene Bewegungsstil den Bewegungsmöglichkeiten entsprechend entdeckt, neue Bewegungsmuster kennen gelernt werden. Jeder, ob Mann oder Frau, sollte sich entsprechend dem eigenen Stil und Ausdruck bewegen. Anfänger neigen dazu, zu kopieren, was ja auch durchaus Sinn macht.

Ich überlegte, wie ich es den Männern einfacher machen könnte. Eine Idee war, einen der Teilnehmer zu bitten, spielerisch von mir vorgegebene Bewegungen nachzuahmen und in ein ihm gemäßes männliches Bewegungsmuster zu transformieren. Es meldete sich aber niemand. Also erklärte ich zunächst grundsätzliche Unterschiede. Die Männer, so schien mir, nahmen dies mit Erleichterung auf.

Dann übten wir eine Art zu tanzen, die ich Taiji-Tanz nenne. Dabei gehen wir von Grundbewegungen des Taiji aus und überführen sie in tänzerische Bewegungen, die im freien Improvisieren ausklingen. Wie auch der Tanz des Shiva bietet das Männern, aber auch Frauen einen Einstieg ins freie Tanzen und den Ausdruckstanz. Männer nehmen kraftvolle Formen des Übens gerne auf. Darin haben sie dann die Freiheit, die sie sich nach meiner Erfahrung auch tatsächlich nehmen, ihre weichere und emotionalere Seite einzubringen. Tanz lebt vom Spannungswechsel der Pole.

Shiva, der erste Tänzer, tanzte die Schöpfung. Das ist eine Einladung an die Männer, ihre Kreativität einzubringen und den kosmischen Tanz von Shiva und Shakti zu bereichern.

Spiel

Lila Loka. In den Veden wird das ewige, sich selbst erneuernde Spiel der Schöpfung besungen. Das Spiel des göttlichen Kindes findet vor allem in den Erzählungen von Krishna seinen Ausdruck. Im Tanz erleben wir das Element des Spielerischen in einer sehr reinen Form. Wir spielen mit Bewegungen, Ausdruck, Identität, mit uns selbst, Tanzpartnern und Partnerinnen, Kleidung, Farben, Formen und so weiter. Tanz ist ein weites Spielfeld und vielfältig sind seine spielerischen Möglichkeiten.

Um ein Spiel zu spielen, ist es jedoch unerlässlich, die Spielregeln zu beherrschen. Es ist von Vorteil, verschiedene Tanzstile zu kennen und mit ihnen zu arbeiten, um eine Basis für das Spiel der Improvisation im freien Tanz zu haben. Mit zunehmender Sicherheit können sich freie Improvisation und Kreativität entfalten. Es macht dann auch Spaß, die verschiedenen Tanzstile zu mischen.

In erster Linie geht es im freien Tanz wie auch in der Tanztherapie zunächst darum, die Bewegungsmöglichkeiten, den Raum und den Selbstausdruck zu entdecken. Schritte, Schrittfolgen oder kleine Choreographien werden erst später erlernt, wenn die Schülerinnen und Schüler die innere Freiheit zu tanzen wirklich erfahren haben.

Möglich ist auch, freies Tanzen, sowie Schritte und Bewegungen gleichzeitig zu erlernen. So gehe ich in meinen Tanzkursen meist vor, die durch das spirituell-meditative Element zusätzlich bereichert werden.

Bei geduldigem Üben und mit wachsender Sicherheit wird zunehmend das Element des Spiels im Tanz erfahren, mitunter sogar die Leichtigkeit des Seins. Dann geht der Erlebnistanz über seinen bloß experimentellen Charakter hinaus und ein Zusammensein in Stille wäre ebenso denkbar, wie ein frei improvisierter Tango mit Elementen aus dem orientalischen Tanz. Es ist eine Frage des Akzentes oder der Vorliebe. Zahlreiche Spielvarianten bietet auch der meditative Tanz.

Jedes Leben ist Erleben, und in jedem Tanz liegt das Moment des Erlebens. Die Bewusstwerdung macht das Alltägliche zum Besonderen.

Wir feierten in einem kleinen, sehr dezent eingerichteten Ayurveda-Behandlungszentrum an einem idyllischen See im hohen Norden Deutschlands einen Geburtstag und ein spirituelles Fest zugleich.

Nach feinem Speisen und Unterhaltung mit Freunden bat mich die Gastgeberin, eine kleine Tanzvorführung zu geben. Ich hatte nichts dabei, keine geeignete Musik, keine Tanzkleidung, nicht meine goldenen Tanzschläppchen mit dem Glitzerstern, keinen Schleier, keine klingelnde Hüftschärpe, einfach nichts.

Der Gedanke vorzutanzen gefiel mir nicht sehr, doch der leichte »Geschmack der Erdbeere« lag schon in der Luft. Das Ayurveda-Zentrum hatte fast ausschließlich klassische Musikstücke zur Verfügung. Wir wählten ein spirituelles Instrumentalstück, zu dem ich auf der Terrasse am norddeutschen See mit bloßen Füßen, weißem Plisseefaltenrock und lachsfarbener Seidenbluse versuchte, etwas indisch Inspiriertes zu tanzen. Es muss ein Bild für Götter gewesen sein. Nichtsdestotrotz schien es den Gästen zu gefallen. Danach entschied ich mich für ein frei improvisiertes Walzersolo mit der Idee, die aufs Zusehen eingestellten Gäste in irgendeiner Form einzubeziehen, damit wir gemeinsam tanzen könnten.

Es kam, wie es oft beim Tanzen kommt. Auf einmal fühlte ich Glück. Während ich noch tanzte, begannen die Gäste mit mir zu plaudern und jemand fragte mich, was ich beim Tanzen fühle, denn ich sei ganz verändert. Da rief ich spontan aus: »Es ist die reine Lebenslust!« Die wollte ich natürlich teilen. Also lud ich zum Mittanzen ein. Die Umsitzenden taten sich zu Paaren zusammen, wie es eben ging, Mann zu Frau und Frau zu Frau und walzten munter einher. Abklatschen als Teil des Spiels, Wechsel und zurück. Nach einigen Minuten im siebten Himmel und heilfroh, dass der Tanzpartner mit seinen Schuhen nicht meine bloßen Füße erwischt hatte, erklangen die Schlusstakte. Die frohen Gesichter, auch die der

Zuschauer, sprachen davon, dass es allen gefallen hatte.

Die kleine Gesellschaft versammelte sich nun zum Betrachten des Juli-Vollmondes am See und wurde still, den Klängen einer alten Sanskrit-Melodie hingegeben. Kerzen schimmerten, der Mond leuchtete und spiegelte sich im See.

Es lächelt das Göttliche Kind
inmitten seiner Spielsachen,
bedeutungsvollen Wolken und
vergänglichen Lichtern und Schatten.
Tagore

Im Auge des Wirbelwindes

In einem Buch, in dem so viel von der Freude an Tanz und Yoga und der Fülle des Seins die Rede ist, dürfen auch die Schattenseiten des Lebens nicht fehlen. Wir nähern uns Kali, der dunklen Erdengöttin. Sie ist der weibliche Aspekt der Shiva-Energie, die den aufbauenden Kräften des Lebens zerstörerische entgegen stellt. Diese Urkraft ist in der Sprache der Psychologie nach C. G. Jung ausgedrückten der Schatten. Das Motiv des Schattens finden wir auch im Märchen und in der allgemeinen Literatur.

Damit Neues entstehen kann, muss das Alte vergehen. Somit haben auch Krisenzeiten im Leben ihre Chancen und Möglichkeiten. Leben ist ein ewiger Zyklus von Werden, Vergehen und Neuentstehen. Am Wendepunkt eines jeden Zyklus gibt es den Ort der Stille. Hier offenbart sich Shivas transzendenter Aspekt, die belebte Stille, die das Nichts zu sein scheint. Zen-Buddhisten sprechen tatsächlich vom Erleben der Leere oder des Nichts und doch sind in diesem scheinbaren Nichts wie in Samenform alle Möglichkeiten enthalten, so dass sich Leben stets aus sich selbst heraus erneuern und verjüngen kann. Diese Stille ist die alldurchdringende Basis des Lebens. Für sie, die es nicht an einem bestimmten Ort und nicht einmal an einem bestimmten Punkt gibt, wird manchmal das Bild vom Auge des Hurrikans benutzt, die Stille im Zentrum des ewigen Wirbels.

Glück ist eigenartig, es kommt, wenn Sie nicht danach suchen. Wenn Sie keine Anstrengung machen, glücklich zu sein, dann – ganz unerwartet, auf geheimnisvolle Weise – ist Glück da, aus Reinheit geboren, aus der Lieblichkeit des Seins.

Krishnamurti

So finden wir die Stille im Auge des Hurrikans meist dann, wenn wir sie weder erwarten noch suchen. Diese Stille, diese Ruhe ist die Natur des reinen Seins. Sie ist das Absolute, der ewige Gegenpol des Überschattenseins, des sich Verlierens in der relativen Welt. Wie können wir uns der Stille bewusst zuwenden?

Meditation und Yoga sind eine gute Möglichkeit, dem Sich-Verlieren, dem Überschattetsein in der Welt, den Spiegel des ewig unveränderbaren, stillen Seins entgegenzuhalten, das einen Impuls von Glücksbewusstsein in sich birgt. Und wenn es nur ein Augenblick der Ruhe ist, eine kleine Pause, eine Ahnung von frischer Energie, die wir erhaschen, so ändert sich dadurch doch manches Mal die innere Einstellung. Eine veränderte innere Haltung löst mitunter zuvor scheinbar unüberwindliche Schwierigkeit. Manchmal finden wir uns unverhofft beim Thema Maya wieder, der Illusion, der Frage von Sein und Schein. Die Transparenz des Lebens in seiner helleren Nuancierung wieder zu erlangen, ist dann nicht zuletzt auch eine Frage des Vertrauens in Gott und die eigene Kompetenz.

Spaziergänge, stille Naturbeobachtung, eine Bergwanderung und andere Beschäftigungen können helfen, den Horizont zu erweitern und die eigene Mitte wiederzufinden. Das sind meditative Möglichkeiten zum Innehalten und Betrachten, zur Stille einzukehren, wieder in Balance zu kommen.

Tanzen bietet die Möglichkeit, verschiedene Gefühle auszudrücken und zu balancieren. Ebenso wie Gespräche mit wohlmeinenden Menschen erleichtern können, kann es erleichternd und ausgleichend wirken, Gefühle, wenn auch zunächst wohl in Molltonstimmung, zu tanzen.

Das Musikstück muss inhaltlich nicht unbedingt etwas mit der eigentlichen Thematik zu tun haben. Seine Stimmung sollte ansprechend sein. In solchen Phasen des Lebens gibt es oft Lieblingsstücke und Lieblingstänze, die spontan auf einer sehr feinen Ebene des Gefühls berühren. Dies ist die Methode nach dem homöopathischen Prinzip Gleiches heilt Gleiches.

Das entgegengesetzte Prinzip hat aber auch seine Berechtigung. Eine Musik, die der eigenen etwas traurigen oder depressiven Stimmung völlig entgegengesetzt ist, kann stimmungserhellend und belebend wirken. Manche Musikstücke sind im Gefühlsausdruck sehr variantenreich und verhindern somit eine einseitige Identifizierung mit einer momentan vorherrschenden Stimmungslage. Richtig angewandt, wirkt diese Form der Musiktherapie wie eine heilsame Medizin. Dazu sind besonders spirituelles Tanzen und Ausdruckstanz zu empfehlen, generell aber jede Art von Tanz, die Spaß macht, und Fitness und seelische Zufriedenheit fördert. In Bewegung sein, in Bewegung kommen und Weitergehen sind erste Schritte in

Richtung Transformation. Oft unverhofft findet sich im Tanz die erste Blüte des Glücks wieder.

Sowohl in der ayurvedischen als auch in der tibetischen Musik hat es Tradition, Musik zu Heilzwecken einzusetzen. In bestimmten Lebenssituationen scheint nicht die richtige Zeit für Tanz zu sein, dann tut uns Klangerleben möglicherweise gut. Die Gandharva-Veda-Musik beispielsweise wird der Tageszeit entsprechend ausgewählt. Sie harmonisiert die Biorhythmen und wirkt sich auf spezifische Gesundheitsprobleme oder ganz generell fördernd auf die Gesundheit aus.

In einer Übungsstunde Yoga und Tanz schafft eine ayurvedische Bambusflötenmusik eine harmonische Überleitung. Sie kann bequem im Sitzen oder entspannt auf dem Boden liegend mit geschlossenen Augen gehört werden. Schon wenige Minuten sind für die Regeneration hinreichend. Auch klassische Musik, etwa von Bach, Mozart oder Vivaldi, hat nachweisbar positive Wirkung.

Musik und Tänze können über das Freizeitvergnügen hinaus Therapie für Körper und Seele sein. Klänge, etwa von Klangschalen oder Windspielen, bringen feinste Ebenen der Seele zum Schwingen. Sakrale Tänze, die Ursprünge des Tanzes, wirken ebenfalls heilend. Sie wecken Assoziationen zu Trommeln, Medizinmännern und Schamanentum. Die Tempeltänzerin spielte in früheren Kulturen als Vermittlerin zwischen den Welten eine maßgebliche

Rolle. Jede Musik, weltlich oder sakral, wirkt heilend, wenn sie Freude macht.

Gebären und Vergehen sind Themen des Lebens und des Tanzes. Leider ist der Wert des Tanzes als ein Instrumentarium der Einweihung und des Heilens in der heutigen Zeit weitgehend vergessen. Es gibt Wesentliches wiederzuentdecken, das dem menschlichen Wesen zugehörig ist. Tanz und Hören geeigneter Klänge sind Wege der Einweihung und der Heilung.

Mitten im Auge des Wirbelwinds zu sein, bedeutet auch, Schutz und innere Einkehr zu finden. Nach einem langen Verharren im Auge des Wirbelwinds, wobei Zeiten des Rückzugs und der Besinnung durchaus Sinn machen, weist der erste Tanzschritt manchmal den Weg aus einer belastenden Lebenssituation oder hilft, diese besser anzunehmen und zu integrieren. Dies ist der Umkehrpunkt, an dem die Dunkelheit und Überschattung des Lebens zur Stille im Herzen des Wirbelwindes wird.

Lichtvolle Momente des Freiwerdens von der Überschattung der Seele entstehen und beginnen, sich im Tanz auszudehnen, bis die Liebe, das Herz des Tanzes, die in ihrem ureigenen Wesen reines Licht ist, wieder die Seele berührt.

Die heilige Acht

Die Acht ist meine Lieblingszahl. Zum einen, weil ich am Achten geboren wurde, zum anderen, weil sie mich an die Urbewegung der Schlange erinnert. In meiner Familie spielt die Zahl 18 eine maßgebliche Rolle. Sie ist für Überraschungen aller Art mehr oder weniger gut. Aberglaube? Oder beschreiben Zahlen universalgültige Gesetzmäßigkeiten?

Im Leben gibt es nicht nur Zufälle, so es denn überhaupt welche gibt. Es kann sehr interessant und aufschlussreich sein, scheinbare Zufälle intuitiv zu betrachten und darauf hin zu prüfen, was sie uns sagen, ohne gleich übertrieben an Omen zu glauben.

Dem Verständnis der vedischen Mathematik nach ist die Null die Mutter aller Zahlen, denn in ihr ist jede andere Zahl enthalten und in jeder möglichen Zahl ist der Wert der Zahl Null enthalten. Anders ausgedrückt ist das unmanifestierte absolute Sein die Basis aller materiellen Werte. In jedem Gefühl, jedem Gedanken, auf allen feinstofflichen Ebenen und in der groben Materie ist zugleich das ewige stille Sein enthalten, weil es die Basis des Lebens ist. Eine besondere Bedeutung spielt in diesem System die Zahl 108. Sie entspricht zum Beispiel der Anzahl der feinstofflichen Energiebahnen (Nadis), die vom Herz-Chakra in den feinstofflichen Körper und die Aura ausstrahlen.

Ich glaube, es ist mehr als Zufall, dass ich zunehmend die Gemeinsamkeit von Yoga, Tanz, vedischer Philosophie, von alten Gebräuchen und Techniken sowie von neueren Systemen der Bewegungs-, Heilungs- und Bewusstseinskunst entdecke. Da tut sich in auf den ersten Blick unterschiedlich wirkenden Systemen manches Mal ein Universum von Gemeinsamkeit in den Grundprinzipen auf.

Die Grundform der Acht finden wir beispielsweise in der Bewegung der Lebensenergie wieder. Kundalini wird als Schlange beschrieben, die aufgerollt im Wurzelzentrum am unteren Ende der Wirbelsäule schlafend ruht. Im Wurzelzentrum entspringen zwei Energiekanäle (Nadis), die Ida und Pingala genannt werden. Ida Nadi ist passiv, introvertiert, feminin und wird dem Mond zugeordnet; Pingala Nadi ist extrovertiert, maskulin und wird der Sonne zugeordnet. Beide Nadis schlängeln sich, Ida von links, Pingala von rechts ausgehend, gemeinsam eine Achterbewegung bildend die Wirbelsäule empor bis zum Augenbrauenzentrum, dem so genannten dritten Auge. Hier begegnen sie sich und bewegen sich dann in entgegengesetzter Richtung wieder nach unten. Dieser Energiefluss versorgt den feinstofflichen Körper mit der Lebensenergie, die über das Wurzel-Chakra aufgenommen wird.

Dies ist der kosmische Tanz von Shiva und Shakti. Shakti residiert im Wurzelzentrum. Von dort bewegt sie sich in Achterbewegungen empor bis zum dritten Auge der Erkenntnis. Dort begegnet sie Shiva, der im darüber liegenden höchsten Energiezentrum im Scheitel residiert. Diese Begegnung bleibt aber ein Tanz, weil eine Vereinigung nicht möglich ist.

Es gibt eine dritte Energiebahn, Sushumna Nadi, die vom Wurzelzentrum ausgehend in der Mitte der Wirbelsäule gerade aufsteigt und bis zum Stirn-Chakra (Zirbeldrüse) verläuft. Wenn Kundalini erweckt wird, steigt sie durch diese Bahn auf und Shakti und Shiva vereinen sich auf der transzendenten Ebene des Seins. Diese Vereinigung jenseits der sich ständig wandelnden Erscheinungswelt bedeutet die Auflösung der Schöpfung. Trennen sich Shiva und Shakti wieder, sinkt Kundalini ins Wurzelzentrum zurück. Dann tanzt Shakti wieder die Acht und eine neue Schöpfung beginnt.

Beim Aufstieg durchschreitet Kundalini die verschiedenen Energiezentren des feinstofflichen Körpers, die als Lotusblüten (Chakren) beschrieben werden, und lässt die fünfzig Urlaute erklingen, die den einzelnen Lotusblättern zugeordnet sind. Hier haben wir eine nahe Beziehung zu Klangerleben und Tanz.

Kundalini sollte in der Entwicklung eines Menschen nicht zu früh erweckt werden, wie es durch forciertes spirituelles Üben geschehen kann. Ihre Entwicklung findet im Rahmen eines natürlich gelebten Lebens statt.

Es scheint ein Urbedürfnis des Menschen zu sein, sich mit der Kundalini zu beschäftigen und sie darzustellen. Kundalini ist die kosmische Energie. Es wird vermutet, dass sich die tantrische Kultur zeitlich parallel oder nach der vedischen Kultur entwickelte und Yoga einer späteren Zeit zuzuordnen ist. Viele einfache Meditations- und Köperübungen sowie Elemente des Tanzes gehen auf diese Zeit zurück. Das Sanskritwort Tantra bedeutet Gewebe. Tantra möchte verbinden, vereinigen, das Individuum mit der kosmischen Energie in Verbindung bringen. Das, was heute gemeinhin unter Tantra verstanden wird, entwickelte sich in einer sehr viel späteren Zeit und ist ein Spiegel der indischen Gesellschaft jener Zeit.

Symbolisch verschlüsselt tritt uns die energetische Lebensspirale in religiösen, mystischen und teils auch in Symbolen des täglichen Lebens entgegen. Die Schlange, die sich um den Paradiesesbaum windet, der Äskulapstab, geflochtene Zöpfe, Malereien. Das Formenmuster der Acht ist beinahe allgegenwärtig.

Im Tanzen, besonders im orientalischen Tanz, gibt es mannigfaltige Achterschleifen, Wellenbewegungen und sich überkreuzende Armbewegungen, die Assoziationen zu Schlängeln, Gebären und Transformation erwecken. Diese Bewegungen sind aber nicht nur sehr schön anzusehen, richtig durchgeführt wirken sie auch entspannend und belebend.

Die Bewegungsformen des Wellens können nur zart angedeutet sein oder starke Bewegungen werden, die ein spontanes Vibrieren erzeugen können. In diesen Momenten können Erfahrungen von Wachsein, in der Mitte ruhen und ekstatischem Glücksbewusstsein zugleich Geist und Körper bewegen. Dabei ist eine Erfahrung, die natürlich entsteht, stets besser als mühevolles Erlernen.

Tanzen und die Kundalini-Energie stehen in enger Beziehung zueinander. Die Gemeinsamkeit von Tanz und anderen Möglichkeiten, die kosmische Energie zu erfahren, liegt in der zugrunde liegenden feinen Lebensenergie, die sehr viel subtiler ist, als die vordergründig vitalen Aspekte, und belebt alle Bereiche des Körpers und Geistes. Diese Energie ist der Stille des Seins sehr nahe. Sie ist sehr mächtig und sanft zugleich.

Kreisbewegungen deuten das sich energetisch Öffnen und Schließen an. Der Kreis steht für Ganzheit, für die Fülle allen Seins. Es muss nicht immer ein voller Kreis sein. Mannigfaltige Formen und Bewegungen laden ein, die Welt des energetischen Tanzes zu entdecken. Energiemeridiane werden angesprochen und belebt. Körper und Seele finden zu einem veränderten Fließgleichgewicht. In Verbindung mit meditativen Übungen entwickelt sich ein inneres Wahrnehmen, ein Sehen mit dem dritten Auge, dem feinstofflichen Energiezentrum, das sich in der Stirnmitte befindet.

Tanz ist zudem eine gute Möglichkeit, Energien zu balancieren und die Quelle der kosmischen Energie zu erfahren. Energie kann wie an einem feinen Faden von der Körperbasis in einer tänzerischen Bewegung aufwärts und über den Kopf hinaus gezogen werden. Die vertikale, nach oben gerichtete Bewegung, verbindet mit dem Himmel und den höherschwingenden Energien. Abwärtsbewegungen, mit dem Schwerpunkt nach unten gerichtete Körperhaltungen, sowie Bewegungen, die den Körper einrahmen und eine schützende Hülle beschreiben, erden und zentrieren die Energien.

Kreisbewegungen entsprechen oft einem spontanen Bedürfnis und dem intuitiven Wissen über die Wirkung links- oder rechtsdrehender Energien. Energien von Räumen oder Menschen verändern sich im Tanz. Diese Erfahrungen sind ein Geschenk des Tanzes und nicht beliebig oder willentlich reproduzierbar. Jedoch bilden die wellenförmigen, achterförmigen Bewegungen östlicher Tanzstile, die an die Weichheit des Wassers erinnern, sowie Drehbewegungen eine natürliche Basis für das Erwachen der kosmischen Energie im Tanz. Energie, die zum Ballast geworden ist, wird abgeworfen und frische Lebensenergie besonders über die geöffneten Hände und die Energiezentren aufgenommen. Wenn sich Energieblockaden lösen, fließt die überschüssige Energie über die Füße zu Mutter Erde zurück. Empfangen und Geben, Nehmen und Loslassen.

Dass das weiche Wasser in Bewegung
Mit der Zeit den mächtigen Strom besiegt.
Du verstehst, das Harte unterliegt.
Bertold Brecht

Sva Rupa meint die wahre Form des Göttlichen. Sie ist in ihren feinsten Aspekten weich fließend wie Wasser und möchte sich im Tanz ausdrücken und erlebbar werden. Deha (Sanskirt) bedeutet die wahre Form des Körpers, dessen feinenergetische Hüllen das wahre Selbst umgeben. Wahrheit entströmt aus dem inneren Wesen und möchte im Äußeren Gestalt annehmen. Bewährte und tradierte Tanzbewegungen geben hierfür Impulse. Ebenso ist diese Wahrheit im freien Tanzen erlebbar, wenn sich die tänzerische Form in Momenten der Hingabe an das tänzerisch-schöpferische Spiel selbst erschafft.

Wir sind Wellen in einem endlosen Meer,
Wellen die fließen wollen mit dem Fluss, der ist.
Andrew Terker

In sehr unterschiedlichen Bereichen des Lebens begegnet uns das Symbol der schlafenden Ur-Energie. Beispielsweise in den sehr empfehlenswerten Augenübungen des Yoga. Die verbessern nicht nur die Sehkraft, sondern sind durch das Überschreiten des Körpermittelfeldes bei der Lösung von Blockaden in Körper und Seele hilfreich, weil dabei eine bessere Balance und Zusammenarbeit der beiden Gehirnhemisphären bewirkt wird.

Auch in der Kinesiologie gibt es die Achterbewegung, zum Beispiel der Hände zur Lösung von Blockaden und für eine bessere Koordination von Geist und Körper. Diese Übung erinnert sehr an die waagrechte Achterbewegung der Armführung von orientalischen Tänzerinnen. Im Tanz nimmt man dabei den Kopf dem Bewegungsablauf folgend meist etwas mit. In therapeutischen Bewegungsformen oder im Yoga wird er eher unbeweglich und gerade gehalten.

Erstaunlicherweise bewegen sich die wenigsten Menschen beim ersten Ausführen einer Achterschlaufe mit den Armen ergonomisch richtig. Statt sich dem eigentlich automatischen Bewegungsablauf hinzugeben, der sich aus dem Wechselspiel von Muskeln, Sehnen und Gelenken ergibt, setzen sie der Bewegung einen (inneren) Widerstand entgegen.

Ein guter Rat ist, zuerst Achtsamkeit zu entwickeln und die Körperwahrnehmung zu schulen. Die Technik dafür ist, mit der Aufmerksamkeit ganz bei der Bewegung zu sein. Ein angenehmes und leichtes Bewegungsgefühl kann als gutes Zeichen gewertet werden. Dann wird die Bewegung mit geschlossenen Augen wiederholt, um mit der Aufmerksamkeit noch mehr in die zu bewegten Körperteile hinzufühlen. Nach der Bewegung, in der Ruhephase, fließt die Energie ähnlich wie beim Heilströmen dahin, wo unsere Aufmerksamkeit ist.

Alles, auf das wir unsere Aufmerksamkeit richten, wird belebt. Die vedische Philosophie beschreibt, dass das Objekt der Beobachtung (Devata), das beobachtende Subjekt (Rishi) und der Prozess der Erkenntnis (Chandas) in Wahrheit eins sind. Aufmerksamkeit belebt die feineren Ebenen des Bewusstsein und des Körpers.

Ein Beispiel aus einem anderen Lebensbereich ist ein Rat, der in der Waldorfpädagogik vielfach erprobt und bestätigt wurde. Wenn man ein Kind oder auch einen erwachsenen Menschen still und liebevoll beobachtet und seine Wahrnehmung darauf einstimmt, das Wesentliche im Tun und Wesen eines Menschen zu erkennen, entsteht beim Beobachtenden mehr Ruhe, Verständnis und Wertschätzung. Häufig entwickelt sich sogar spontane Liebe, die Fehler und Schwächen mit ihren eigenen Augen, den Augen der Liebe, sieht.

Jeder Körperteil und jeder Mensch freut sich darüber, bemerkt und anerkannt zu werden. Deshalb erleben wir in diesen kontemplativen Schauübungen, die eigentlich in reinem Dasein und unaufdringlichem Zusehen und Wahrnehmen bestehen, viel Zufriedenheit und Freude. Das Wort Beobachten enthält den Begriff Achtung, der mit Wertschätzung verwandt ist. Schreien und Schimpfen führen nur zu einem Gefühl der Hilflosigkeit. Diese Übung verspricht eine bessere Lösung. Sie entspricht dem Prinzip der Achtsamkeit, wie sie für die Ausführung von Yoga-Übungen empfohlen wird. Dabei wird in den Ruhepausen zwischen den Übungen der Körper durch Stille und Achtsamkeit auf die soeben bewegten Bereiche belebt und geheilt und somit geheiligt, denn der physische Körper ist der Tempel der Seele.

In dieser einfachen Übung des achtsamen Beobachtens finden wir das Prinzip von Devata, Rishi und Chandas wieder. Der Kreis schließt sich, und wir sind wieder bei der heiligen Acht angelangt, diesmal in Selbsterziehung und Philosophie.

So ehrt die Tänzerin, so ehrt der Tänzer den Körper mit achtsamem Wahrnehmen seines Befindens und seiner Energien. Unrealistischen Erwartungshaltungen und Überforderung wird kein Platz eingeräumt, damit heilende Energie in Bewegung gesetzt wird und Geist und Materie sich im seelischen Erleben begegnen können. Das tänzerische Erleben nähert sich der Einheit. Dynamik und Stille des Tanzens vereinen sich. Bewegung in Stille. Stille in Bewegung.

Stille enthält in sich alle Möglichkeiten der Bewegung. In jeder Bewegung ist der Aspekt der Stille, des inneren Gelöstseins, der Transzendenz zu finden. Perfektion ist nachrangig, sie kann hinzukommen. Wie eine Blüte sich entfaltet, so erweitert sich in der ganzheitlichen Kunst des Tanzens das Augenmerk auf Ausdruck, Empfinden und Kommunikation mit den Zusehenden und mit sich selbst. Der tänzerische Ausdruck entfaltet sich verbunden mit Achtsamkeit und Hingabe in der Darstellung. Daraus entsteht Freude, die wiederum auf den Tanz zurückwirkt. Freude belebt den Tanz. Tanzen in Hingabe bewirkt Freude.

Farben

Farben und Stoffe der Tanzkleidung bringen etwas vom buntschillernden Regenbogen in den mitunter grau erscheinenden Alltag. Tanzen bringt Farbe in unser Leben und erhöht es über das Alltägliche. Tänzerinnen wählen deshalb gerne als Einstieg ins Wunderland eine Verkleidung. Schlicht gekleidet tanzt es sich auch sehr schön. Hauptsache die Kleidung ist bequem.

Farben bereichern den Tanz durch ihre Gefühlsqualitäten oder sie machen Freude, wenn aus bunten Tüchern ein Mandala gestaltet wird. Es gibt sehr schöne

Bücher über die Wirkung von Farben auf die Psyche und die körperliche Befindlichkeit. Weniger bekannt ist, dass Farben die Aura des Körpers verändern können und auch die Atmosphäre des Raumes. Farben stehen auch in naher Entsprechung zu den Klangfarben von Instrumenten. Feinfühlige oder medial begabte Menschen können durch Farben bewirkte Veränderungen in der Atmosphäre und der Aura unmittelbar wahrnehmen.

Die Wirkung der Farben wird auch in einigen ayurvedischen Büchern verbunden mit wertvollen Anregungen für den Alltag sehr schön geschildert. Auch Jyotish,[*] die vedische Astrologie, beschäftigt sich mit Farben in Bezug auf die Planetenwirkungen. Angelesenes Wissen allein ist allerdings nicht immer ausreichend, während eine intuitive Farbwahl meist direkter und ehrlicher ist.

Lange habe ich mit einem hellorangenen Rundschleier mit Goldborte getanzt. Als ich mir eines Tages von meiner Lehrerin einen grünen Schleier auslieh, stellte ich fest, dass ich mich von ihm umhüllt sehr viel wohler und geborgener fühlte. Grün ist eine Farbe, die beruhigend auf Vata wirkt. Vata, das luftige Element, Pitta, das feurige, und Kapha, das Erde und Wasser zugeordnete, sind die Basisbausteine des ayurvedischen Heilwissens.

Ich stellte aber fest, dass es nicht irgendein Grün war, mit dem ich mich wohlfühlte. Es musste ein ganz be-

[*]Jyoti heißt Licht und Jyotish ist die Wissenschaft vom Licht

stimmtes Aquamarin in helleren oder dunkleren Tönen sein, einem Türkis ähnlich. Zu dieser Zeit fühlte ich mich auch sehr zu Schmuckstücken in Türkis hingezogen. Die esoterische Steinkunde assoziiert Türkis mit Schutz.

Weil der gewünschte türkisfarbene Schleier nicht sogleich herbeigezaubert werden konnte, probierte ich verschiedene andere Schleier aus. Dabei geriet ich immer wieder an Grüntöne, die sich einfach grässlich für mich anfühlten. Schließlich tanzte ich eine ganze Weile mit einem grünlich blauen Schleier, der mich angenehm beruhigte und kühlte.

An trüben Wintertagen verwende ich gerne Orange. Es wärmt und erhellt die Aura. Einen schwarzen Schleier mit goldenen Punkten nehme ich, wenn ich das Bedürfnis habe, die Kalima, Mutter Kali, zu tanzen.

Wie wichtig Farben für unsere Seele sind, wird in einem Bilderbuch mit der kleinen Maus Frederik erzählt, die nicht wie die anderen Wühlmäuse durch Sammeln von Nüssen oder Getreide zur Lebenssicherung für den Winter beiträgt. Frederik sammelt stattdessen Farben. All die anderen tüchtigen Mäuse sind zunächst ärgerlich über den müßigen Frederik. Aber dann kehrt der endlos lange, graue Winter ein. Da lernen sie Frederiks Künstlernatur und die bunten Farben und Geschichten schätzen, die er für sie gesammelt hat.

Natürlich sollten wir im Leben auch ein bisschen praktisch sein. Doch im Tanzen und bei allem künstlerischen Tun können wir Farben einsammeln: Klangfarben, Lichtfarben, Gefühlsfarben und all die vielen anderen Farben dieser Welt.

Baum und Feuer

Viele Menschen fühlen sich in ihrer scheinbaren Unvollkommenheit gehemmt, sich im Tanz zu zeigen und den Regungen ihrer Seele und ihren Gefühlen Ausdruck zu geben, Platz im Raum zu beanspruchen und sich frei zu bewegen. Bedenken wir an dieser Stelle, dass Schönheitsideale von Kultur und Mode abhängig sind. In östlichen Ländern beispielsweise gelten füllige Tänzerinnen als schön. Wirkliche Schönheit kommt aus dem Inneren und spiegelt sich in einem offenen Lächeln oder in der Stimmigkeit der Bewegungen, vor allem aber in der Ausstrahlung der Persönlichkeit. Unter vielen anderen Möglichkeiten bietet der bereits vorgestellte Tanz des Shiva einen Weg, Hemmungen zu überwinden und sich zum freien Tanzen zu erweitern.

Ich arbeite auch zunehmend mit einer Kombination aus Vokalsprache, Gestensprache und Bewegung. Das bietet vielseitige Möglichkeiten für bereicherndes Erleben und

Therapie gleichermaßen. Zwei Übungen möchte ich an dieser Stelle vorstellen.

Der Tanz des Baumes

Wir spielen eine zum Thema Baum passende Musik. Zuerst verwurzelst Du Dich im Boden, dann schwingst Du mit den Blättern im Winde, um schließlich den Tanz des Baumes im Raum zu erproben. Das gibt ein Gefühl für die Weite des Raumes und macht Mut, die Gefühle und den tänzerischen Ausdruck zu entdecken.

Danach den eigenen Baum zu malen und zu erklären, ist für alle Teilnehmer ein tiefes Erlebnis. Wir erfahren etwas über uns selbst und unsere Sicht der Welt. Tanz in Kombination mit Malen hilft die anfängliche Hemmschwelle zu überwinden und wirkt zugleich therapeutisch. Im Licht der Wahrheit fallen manche Schleier.

Auf entsprechende Weise können wir tanzend zu Wasser oder zu einem Meer werden und unseren inneren Ozean des subjektiven Erlebens erfahren und darstellen.

Den Elementen Wasser, Erde, Feuer oder Luft von geeigneten Musikstücken begleitet tänzerischen Ausdruck zu geben, regt das Empfinden und Erleben an. Tanz wird zum Erlebnistanz. Dabei ist interessant, die Musik verschiedener Kulturkreise zu erproben. Mutter Afrika mit ihren Trommelrhythmen steht für Feuer und Erde. Der vom Orient inspirierte spanische Tanz vereint Rhythmik und Temperament. Das Element der Luft finden wir etwa im Tanz der Derwische, den Drehbewegungen oder im Spiel mit Tüchern und Schleiern, das Wasserelement in den Wellenbewegungen des orientalischen Tanzes und in modernen Tanzstilen. So kann jede Tanzstunde unter einem anderen Thema stehen und dazu einladen, ganz unbefangen mit den verschiedenen Möglichkeiten zu spielen und Bewegungsformen aus der Erinnerung nachzuahmen. Um Perfektion geht es dabei nicht. Freude am Tanz ist der Schlüssel. Der Phantasie sind keine Grenzen gesetzt, zudem meditatives Tanzen und jede andere Art einbezogen werden können. Freies Tanzen und bewährte Schrittfolgen können kombiniert werden.

Sich auszudrücken, Eindrücke zu sammeln, Tanz zum Erlebnis werden zu lassen, verändert die innere Einstellung. Früher oder später werden wir das Rauschen der Bäume im Tanz vernehmen. Jeder Mensch kann tanzen und sich den eigenen Bewegungsmöglichkeiten entsprechend bewegen. Kinder zeigen das spontan. Es macht sehr viel Freude, mit Kindern tänzerisch zu gestalten, weil sie offen und meist mit Feuereifer und sehr kreativ bei der Sache sind. Für Erwachsene gilt es oft, ein Stückchen dieses verlorenen Paradieses wiederzuentdecken. Die oben beschriebenen Elemente in einfache Übungen gekleidet helfen dabei. Sie sind dann auch für ältere oder in ihren Bewegungen eingeschränkte Menschen gut geeignet. Das heilende Element des Tanzes bietet, auch im Sinne einer allgemeinen Mobilisierung, vielfältige Möglichkeiten. Die Verbindung von Tanz und Yoga empfiehlt sich besonders im Heilbereich. Die jeweils am besten geeignete Bewegungsform kann individuell ausgewählt und gestaltet werden.

Die Devi oder den tanzenden Shiva im eigenen Inneren zu erkennen heißt, mit der Quelle des eigenen Seins in Verbindung zu treten und den eigenen Tanz – so vollkommen oder unvollkommen er uns auch immer erscheinen mag – zu tanzen.

Im Rhythmus der Gezeiten

Das Herz der Natur ist der Rhythmus. Sonne und Mond, die Gestirne, das All leben im ewigen Spiel der Rhythmen. Sie bewegen sich in der ihnen eigenen Gesetzmäßigkeit nach festgelegten Regeln und doch erleben wir in der Natur gleichermaßen die unendlich vielfältigen Ausdrucksformen der Freiheit. Kein Tag gleicht dem einen, kein Sonnenaufgang dem anderen. Gerade in der Beobachtung der Fülle und des Nuancenreichtums liegt die

Freude am Spiel der Natur: Lila Loka, das Spiel des göttlichen Kindes in der Welt.

Dieselben Gesetzmäßigkeiten, denen wir im Kosmos begegnen, finden sich in unserem Körper wieder. So ist der Mensch ein Spiegel der universalen Gesetzmäßigkeit, der Ordnung und der ihr innewohnenden Freiheit zugleich. Selbst die feinsten Schwingungen der Zellen unterliegen dem allumfassenden kosmischen Gesetz. So liegt uns auch der Rhythmus im Blut. Das Pulsieren des Blutes bedeutet Leben. Es ist Lakshmi zugeordnet, in deren Wirkungsbereich die Zyklen und das Nähren gehören.

Im Tanz erleben wir die Hingabe an die Rhythmen der Musik. Es ist ein Prozess inneren Loslassens und führt uns zum Gelöstsein. Nachzudenken, zu versuchen, sich zu konzentrieren, bedeutet Mühe und erschwert den natürlichen Ablauf, in dem wir Dynamik und Stille vereint erfahren.

Wir können die Musik wählen, die uns besonders anspricht, doch wir sollten harmonischen und den Körper angenehm rhythmisierenden Stücken den Vorzug geben. Es ist erwiesen, dass sich Pflanzen bei Rhythmen besser entwickeln und prächtiger gedeihen, die der Natur selbst abgeschaut, die vom göttlich pulsierenden Universum inspiriert sind, wie wir sie in der Gandharva-Veda-Musik und bei vielen klassischen Kompositionen finden.

Spontane Begeisterung zu wecken, Lust mitzuklatschen, mit dem Körper zu wippen, mit den Füßen zu stampfen, zum Mittanzen anzuregen vermögen besonders die temperamentvollen lateinamerikanischen oder spanisch-oriental orientierten Klänge. In der Begeisterung für die Musik überträgt sich der Rhythmus auf unseren Körper wie die Wellen des Meeres an den Strand spülen, um ihn zu berühren. Wir werden von der Musik berührt, der Körper wird belebt, die Sinne erweckt und die Atome in unseren Zellen, die stets im Einklang mit der ewigen Substanz des Universums schwingen, begegnen dem individuellen Ausdruck und Erleben im Rhythmus der Musik.

Daneben gibt es die feinen, zartgesponnenen Töne, Klänge und Rhythmen die beruhigend, verinnerlichend und meditativ wirken. Sie laden zur Ruhe und Besinnung ein. Tibetanische Klangschalen und Glocken verbreiten tief oder hoch nachklingende Heilschwingungen, die verschiedene Chakren ansprechen. Musik spielt mit der ganzen Bandbreite von Dynamik bis Stille.

Wie entsteht Rhythmus? Der Töne, Klänge und Rhythmen des Äußeren sind wir uns bewusst, doch was im Inneren geschieht, wodurch der Rhythmus entsteht und wie er auf uns wirkt, entgeht meist der bewussten Aufmerksamkeit. Damit sind wir auch schon wieder bei der Philosophie des Tanzens, die mit der Philosophie des reinen Seins oder Gewahrseins verwandt ist. Die ewige Existenz kann mit Worten nur umschrieben, doch niemals wirklich erfasst werden. Es ist dem Menschen nicht gegeben, das göttliche Wirken in seiner Ganzheit zu erfassen und zu benennen. Das Geheimnis bleibt. Seine Essenz liegt im Seienden und Nichtseienden zugleich, in der Lücke, dem Nichts, das alles umfasst und somit zugleich die Fülle ist. Ein Mysterium.

Da ist Klang. Klänge, Laute, Buchstaben, Wörter reihen sich für unser Ohr vernehmbar aneinander. Doch zwischen ihnen liegen Lücken, Momente, die einem ruhenden Punkt vergleichbar sind, der sich in die Unendlichkeit hineinbewegt. Aus dieser Unendlichkeit des Nichts, des Null-Punktes, entsteht die Dynamik in die Manifestation der Endlichkeit hinein. Es entsteht daraus das, was wir mit unseren Sinnen wahrnehmen und erleben können.

Es ist wie bei einem Ozean, dessen Wasser still ruht. Dann erheben sich Wellen, bringen immer neue und andere Formen hervor, doch der Ozean ist immer dasselbe Wasser. Irgendwann glätten sich die Wellen wieder und der Ozean wird still. Und noch immer ist es dasselbe Wasser. Es sind die Stillepunkte im dynamischen Geschehen, die den Rhythmus erzeugen. Sie sind die Basis und zugleich Teil der äußeren Form. Der Ozean ist in allen seinen Wellen präsent. Er ist allgegenwärtig. Rhythmus bewegt sich im Wechselspiel von Stille und Dynamik. Der Ozean ist immer derselbe. Die äußere Form verändert sich ewig neu.

Was leitet sich nun aus diesen mehr philosophischen Ausführungen für unsere Praxis des Tanzens ab? Zum einen natürlich das Spiel der Töne, Klänge und Rhythmen zu genießen, zum anderen die Momente der Stille darin nicht zu übersehen. Wenn wir die Signale wahrnehmen, leitet uns der Körper mit seiner ihm innewohnenden Intelligenz ganz natürlich an, kleine Pausen einzulegen, zu entspannen, zur Ruhe zu kommen.

In der Tanz-Therapie werden Musikstücke gezielt gewählt, um bestimmte Wirkungen zu erzielen. So könnten beispielsweise ruhige, meditative Stücke zur Beruhigung eingesetzt werden, oder es können Rhythmen, die zum Mitmachen animieren, um ein Zuviel an Ruhe auszugleichen, die Stimmung aufzuhellen und zu beleben.

Das Tanzen zu einem temperamentvollen, rhythmischen Lied kann durch Ruhepausen in einen körpergemäßen Rhythmus gebracht werden. So kann man sich in Bewegung lebendig und zugleich ruhig und entspannt fühlen. Diese Vereinigung der scheinbaren Gegensätze schenkt Freude und entspannt das Training.

Je komplexer der Rhythmus eines Stückes angelegt ist, desto mehr Training benötigt es. Manchen Menschen fällt es zunächst schwer, in einen solchen Rhythmus hineinzufinden und in ihm zu bleiben. Beim Erlernen eines solchen Tanzes wird die Achtsamkeit auf den Rhythmus, die Schrittfolgen, die Harmonie der Bewegung, die Umgebung und das innere Erleben gelenkt. In der Praxis scheint das dann manchmal zuviel auf einmal.

Dann ist es gut, etwas Vorarbeit zu leisten und immer wieder Rhythmusübungen und Übungen zur Harmonisierung zu machen, also der natürlichen Körperphysiologie entsprechende, ergonomisch richtige Bewegungen auszuführen. Durch Achtsamkeit auf Tempo, richtige Bewegung und Beibehalten der Freude am Üben sparen wir Energie. Statt uns zu verausgaben, bleibt Potenzial für Lernfortschritte. Niemals sollten wir nach dem Tanzen erschöpft sein, sondern immer frisch, ausgeglichen und angenehm belebt sein.

Nicht nur für Kinder, auch für Erwachsene liegt eine große Kraft im Nachahmen. Rhythmisches Nachtanzen zum Beispiel ist im Rahmen eines tänzerischen Aufwärmtrainings sehr hilfreich, um in den Takt zu kommen.

Sehr empfehlenswert sind Tanzrituale. Sie bieten ein weites Feld des Ausdrucks und der kreativen Gestaltung, um den Rhythmus der Jahreszeiten von Frühjahr, Sommer, Herbst und Winter oder Jahresfeste intensiver zu erleben. Spezielle Rhythmikkurse bieten mit Klangschalen, Glöckchen, Zimbeln, Klatschen mit den Händen und Stampfen mit den Füßen eine gute Möglichkeit, sich dem Phänomen zu nähern. Vor rhythmischen Übungen kann die folgende Grundübung gemacht werden.

Körperfühlen

Stelle Dich gerade und bequem hin. Das Becken ist leicht nach vorne gekippt, die Wirbelsäule gerade, die Schultern sind entspannt. Der Körper fühlt sich in der geraden Haltung leicht und angenehm an. Ein Spiegel kann beim Hineinfinden in eine entspannte Körperhaltung hilfreich sein. Richtig ist die Haltung, wenn sie Deinem Körper entspricht. Bereits kleine Korrekturen um wenige Zentimeter oder sogar Millimeter können hilfreich sein. Sei nicht entmutigt, wenn sich nicht gleich eine kerzengerade Haltung einstellt. Und vermeide unbedingt ein militärisches Geradestehen oder In-die-Brust-Werfen. Nun gehe langsam durch den Raum.

Bewege Dich sehr entspannt, achtsam und behutsam aus. Löse Dich von der Idee, etwas Bestimmtes erreichen zu wollen, und von anderen Erwartungshaltungen. Lass einfach nur den Körper die Bewegung ausführen. Muskeln, Sehnen und Gelenke tun die Arbeit von alleine. Lass Dir den Weg von ihnen zeigen. Wie bewegt sich das Gelenk natürlich und ohne Anstrengung in die richtige Richtung? Es kann hilfreich sein, etwas über den Aufbau des Körpers zu wissen. Wie ist dieser Teil des Körpers gebaut und wie bewegt er sich natürlich, ohne dass Du energetisch gegen den Strom schwimmst? Wie fühlt es sich gut an? Bewege Dich dann etwas schneller. Wenn Du magst, spiele ein geeignetes Musikstück dazu. Bleibe wie beschrieben mit der Achtsamkeit beim natürlichen Ablauf der Bewegungen. Lege Dich abschließend hin, um auszuruhen.

Rhythmus

Diese Übung ist für zwei oder mehr Personen gedacht. Eine Person gibt mit Zimbel, Klangglöckchen, Klangschalen oder ähnlichem Rhythmen vor, die nachzuklatschen oder nachzustampfen sind. Sie sollte natürlich rhythmussicher sein. Der Schwierigkeitsgrad kann langsam gesteigert werden. In Verbindung mit Übungen zur Achtsamkeit und Körperwahrnehmung ist das auch eine Übung mit Therapierelevanz. Es ist möglich, daraus ein Rhythmusspiel oder eine Rhythmussprache entstehen zu lassen, indem Teilnehmer wechselseitig klatschen und sich so rhythmisch antworten. Das eigentlich Schöne daran ist, wir antworten uns nicht nur mit Händen und Füßen, sondern auch mit den Augen – im Augenblick.

Tönen, Singen, Summen

Wir sind wie eine Schale
und müssen überfließen,
dass uns das Leben
immer neu erfüllt.
Gila Antara

Ein einfacher Reigentanz nach diesem Lied von Gila Antara oder anderen geeigneten Stücken, lädt zum Mitsingen und Mitsummen ein. In der Gruppe entsteht Gelöstheit und Offenheit, wenn die Tänzer in der Mitte des Kreises zueinander finden, sich die Hände reichen und wieder auseinander gehen. Die Freude über das gemeinsame Erleben darf auch im Singen nach außen fließen.

Die weisen Seher im alten Indien, die Rishis, haben es vorgemacht. Sie vernahmen das Tönen, Singen und Summen des Universums und gaben ihm in Klang und Sprache Ausdruck. So entstanden die Veden, die bis heute von Brahmanen rezitiert werden. Die Klänge der Natur sind belebend, erfrischend und von gesundheitlichem Wert für Mensch und Umwelt. Die Sprache des Sanskrit bildete sich aus diesen Klängen und Urlauten. Sanskrit ist eine natürliche, der Natur abgelauschte Sprache. Bedeutung und Klang sind bei ihr eins.

A ist der Urlaut des sich Öffnens, des Beginns des Erschaffenen. Die Verschlusslaute K oder G haben eine entgegengesetzte Wirkung. Die Kehle schließt sich, der Klang endet. Die vedische Literatur beginnt mit dem Rig-Veda. Bereits das erste Wort des Rig-Veda enthält diese beiden Grundprinzipien: A-gn-i (Feuer).

Zwischen den einzelnen Lauten ist immer eine Pause. Dem Öffnen des A folgt eine Pause, dann kommt der verschließende Laut. In der Pause dazwischen liegt das reine, unmanifestierte Sein. Aus ihrer Stille erwächst die nächste Bewegung, der nächste Klang.

Auch der universelle Urklang Om beginnt mit einem A, denn das O ist ein zusammengezogenes Au. Viele Menschen meditieren oder üben mit diesem Laut. Es ist aber auch immer wieder interessant zu erleben, wie das Om aus sich selbst heraus entsteht, sich selbst erschafft. Dieser Klang ist, er existiert. Wir erfinden ihn und er erfindet uns.

Diese überraschende Erfahrung machte ich zum ersten Mal bei einem Tanzfestival in der Lüneburger Heide. Über hundert Menschen waren in den historischen Gemäuern einer alten Mühle versammelt, die uns als Tanzsaal diente. Wir übten uns im freien Singen und Tönen. Am Ende der Veranstaltung wurden wir gebeten, einen

Vokal freier Wahl anzustimmen, laut oder leise, aus der inneren Mitte heraus zu singen und mit verschiedenen Vokalen in Stimmlage oder Tonhöhe ein wenig zu spielen. Nach einer Weile glaubte ich meinen Ohren nicht zu trauen, denn aus der Gesamtheit aller Stimmen, Vokale und Tonlagen entstand das OM im Raum. Zunächst als bloße Vibration kaum wahrnehmbar, dann immer deutlicher werdend als zartes Schwingen und Vibrieren in der Luft. Dann wurden wir gebeten, etwas leiser zu singen, die Töne verklingen zu lassen, und das OM wurde noch deutlicher und schwebte fühlbar und hörbar ganz fein im Raum. Mir war, als hätte ich zum ersten Mal das wahre OM gehört, das Summen des Universums, den heiligen Laut. Feierliche Stille breitete sich aus. Andächtige, staunende Gesichter und Freude ringsherum zeigten mir, auch die anderen hatten Es vernommen.

Die kosmischen Urlaute sind in uns. Sie können sich in bestimmten Lautgebungen bei spirituellen Übungen oder im täglichen Leben spontan äußern. Das Oh, das Ah, das Mh oder das Bäh und so weiter, sind Laute, die ursprüngliche Empfindungen zum Ausdruck bringen.

Dem vedischen Verständnis gemäß ruhte das ungeschaffene Universum zunächst in einem Punkt (Bindu). Durch die Shakti, die Energie der Devi, der göttlichen Mutter, entstand aus der einem stillen Ozean gleichenden Einheit der erste Klang, das heilige OM, das aus sich heraus die Vielfalt der Klänge entstehen ließ, die fünfzig Buchstaben des Sanskrit-Alphabets. Diese fünfzig Laute werden als die ursprüngliche Klänge der Schöpfung betrachtet. Sie verdichteten sich zu Mantren, den Wörtern des Sanskrit.

Singen entstand vermutlich früher als Sprechen und wird, wie auch die Mantren, den weiblichen, mütterlichen, nährenden und stärkenden Energien zugeordnet. Dem Klang der eigenen Stimme wird, besonders auch in Verbindung mit dem Singen von Vokalen, eine heilende, gesundheitsfördernde und ordnende Wirkung zugesprochen. Im Tanz des Shiva mit Shakti nehmen die Klänge Gestalt und Form an.

Summen wird im Yoga auch zu Heilzwecken eingesetzt. Summen, Singen sowie Sanskrit-Klänge beleben durch lebensfördernde Schwingung. Singen nach Herzenslust. Es ist sicherlich eine gute Idee, Singen und Tanzen zu verbinden. Singen erleichtert das Herz und macht Freude. Die Vokale und Konsonanten schwingen und beeinflussen unser seelisches und körperliches Wohlbefinden unmittelbar.

Die Schwingung, die unseren Körper erhält, ist die Schwingung des Universums selbst. Die menschliche Stimme gilt im Gandharva-Veda als das natürlichste Instrument. Heilende Klänge entstehen in uns und aus uns heraus. Natürliche Klänge und Rhythmen, die wir hören, wirken harmonisierend und reinigend. Sietragen zum Wohlbefinden bei, denn sie wirken auf feinsten seelischen und körperlichen Ebenen. Hier ist Gandharva-Veda besonders zu erwähnen, weil er den menschlichen Körper in Einklang mit den Schwingungen der Natur bringt. Auch die tibetischen Klangschalen und Gongs haben heilende Kraft.

Ja und Nein

Diese Übung kannst Du alleine oder besser noch mit einer Partnerin oder einem Partner machen, damit die Wirkung der Gesten und Töne für Dich noch erfahrbarer wird.

Breite die Arme nach oben aus und sage oder singe ein A. Kreuze dann die Arme vor dem Körper mit dem K. Versuche es dann anstelle der Laute mit einem Ja oder Nein zu den entsprechenden Gesten. Fühle die Weite oder Enge Deines inneren Raumes und spiele mit verschiedenen Bewegungsmöglichkeiten. Deine Wahrnehmung ist beim Erleben, die Achtsamkeit auf dem Körper oder auch dem Miteinander des Tuns bei der Partnerübung.

Aus der Gesamtheit der Vokale lässt sich ein kleiner Tanz gestalten. Jedem Vokal wird eine passende Körperhaltung zugeordnet, die Abfolge der Vokale, das

Wechseln von einer Haltung in die andere bestimmt die Choreographie.

Im Tanz finden wir die Elemente des sich Öffnens und Schließens, der Entspannung und Anspannung, des Yin und Yang. Die Balance liegt in der Mitte dieser Erfahrungen. Sehr schön ist es, zu Beginn oder am Ende dieser Übung eine Weile den Klängen einer Klangschale zu lauschen oder das Glöckchen der Achtsamkeit zu vernehmen.

Meditatives Tanzen

Es ist nicht nur eine Wertung, das Tanzen in spirituelles und nichtspirituelles einzuteilen, es würde vielmehr verschleiern, dass Geist alles Seiende belebt und durchwebt.

Ich meine mit meditativem Tanzen die mehr ruhige und verinnerlichte Art. Mit fortschreitender Übung bewegen wir uns dabei zunehmend auf sehr feinen Ebenen des Seins. Dann können sich tiefe Verspannungen und körperliche oder seelische Schmerzen lösen. Dabei ist es durchaus sinnvoll, durch lebhaftere Tänze, Austausch im Gespräch oder künstlerisches Tun Abwechslung einzubringen. Das schafft den Raum für die Harmonisierung körperlicher und seelischer Turbulenzen, die mit dem Lösen von Verspannungen einhergehen können. Danach sind wir wieder fit für die Herausforderungen des Alltags. Es gibt viele andere Möglichkeiten, die Stimmung des meditativen Tanzens in sich nachklingen zu lassen und den Übergang zu den alltäglichen Aktivität allmählich zu gestalten. Sie können einen Spaziergang machen, beschaulich auf einer Bank sitzen, auf der Gartenschaukel dösen, sich einfach etwas Zeit für sich nehmen.

Meditatives Tanzen ist Erlebnis- und Ausdruckstanz zugleich und kann durch verschiedene Stufen des Tanzes von Shiva und Shakti bereichert werden, durch Reigentänze, Schleiertanz, Lichtertanz oder Tanz mit Seidentüchern, durch Mudras, Eurythmie und Rhythmik, getanzte Vokale, Klangschalen und Singen. Meditatives Tanzen ist auch in sitzender Haltung möglich und deshalb für alle Bereiche therapeutischen Arbeitens geeignet. Wesentlich ist, sich in ein musikalisches Thema einzufinden und sich darin wiederzufinden.

Gerade für Menschen, die in ihren Bewegungsmöglichkeiten eingeschränkt sind, ist diese Art des Tanzens besonders zu empfehlen. Es stärkt die Integration der Gruppe, weil die Neigung schwindet, sich mit den anderen zu vergleichen. Kriterien wie jung oder alt, männlich oder weiblich, begabt oder weniger begabt verlieren beim meditativen Tanzen ihre Bedeutung.

Natürlich geht meditatives Tanzen über diesen therapeutischen Aspekt weit hinaus. Prana, das Fliessen feinster Lebensenergie, regt den Körper zu Gesten und Bewegungen an, die ihm gut tun. Solange der Zustand des Hellfühlens noch nicht verwirklich ist und das Wissen um feinstoffliche Energiezentren und Meridiane noch nicht von innen heraus erlebt wird, ist das Tanzen ohne Musik ein Weg zu besserer Körperwahrnehmung und zum energetischen Ausgleich, weil während des Tanzens besser nach Innen gehorcht werden kann. Vielleicht erscheint das anfangs etwas langweilig, doch nach und nach werden die Rhythmen des eigenen Körper deutlicher wahrgenommen und es eröffnet sich ein ganz neuer Erlebensraum.

Dieses Tanzen ohne Musik habe ich durch die Beschäftigung mit Yoga und Meditation entwickelt. Erst später entdeckte ich, dass beispielsweise Qi Gong auch eine Art Tanz ohne Musik ist. Beim meditativen Tanzen geht es allerdings mehr darum, die eigenen Bewegungen und Energien zu entdecken, ohne allzu lange nach vorgegebenen Bewegungsmustern zu üben. Das Tanzen ohne Musik kann nach und nach ein Tanzen zu meditativer Musik werden.

Für viele Menschen ist es sehr neu und anregend, mit dem natürlichen Potenzial in Berührung zu kommen, das sie in sich haben, von dem sie bislang aber nichts ahnten. Stille in Bewegung – Bewegung in Stille. Im Einklang mit sich selbst sein, öffnen und schließen, innehalten und weitergehen, behalten und schenken, nehmen und geben. Die verbesserte Körperwahrnehmung kommt der tänzerischen Ausbildung, den meditativen Aspekten und dem Alltag zugute.

Von dieser mehr verinnerlichten Weise des spirituellen Tanzes kann zu einem Mehr an Aktivität oder Hinwendung zur Gruppe übergeleitet werden. Beide Formen ergänzen sich und lassen sich gut mit weiteren Elementen des Tanzes kombinieren. Tanzrituale sind eine schöne Möglichkeit zur menschlichen Begegnung und zum Einstimmen auf den Rhythmus der Jahreszeiten zugleich. Jahreszeiten werden von inneren Bildern, Farben, Stimmungen und dem entsprechenden Geschehen in der äußeren Natur geprägt. Eine Blüte öffnet sich. So können auch wir lernen, uns wie die Blüten nach einem langen, schneereichen Winter zu öffnen. Jeder Teilnehmer kann zur Tanzstunde ein Geschenk mitbringen, zum Beispiel ein Symbol für den Frühling, und wir beschenken uns und lernen uns kennen.

Eine besondere Rolle bei Tanzritualen spielt das Symbol des Kreises. Die Menschen begegnen sich im Tanzen oder Schreiten um den Kreis vielleicht wie im Maientanz früherer Zeiten. Lichter, Blüten, Früchte der Jahreszeit oder farbige Tücher bereichern die getanzte Begegnung.

Wünsche und Symbole können eingebracht werden. Im Winter könnten wir uns treffen, um Licht und Wärme in Kälte und Dunkelheit zu bringen. Früher fanden die Menschen Halt und Geborgenheit in traditionellen Feiern und Ritualen. Daran können wir auch heute anknüpfen.

Einführungen in Yoga oder Meditation sind besonders festliche und feierlich-reine Zeremonien. Die vedischen Pujas sind Zeremonien dieser Art. Blüten, ein Licht oder Weihrauch werden dargebracht. Sie stehen symbolisch für den Prozess der Transformation. Aus der Opferhandlung erwächst die Kraft zur Erneuerung. Die energetische Ebene wird gereinigt und angehoben. Das Darbringen symbolisiert den Wert Shivas. Das Seiende, das in der Welt der Schöpfung Existierende wird dargebracht, um zur Stille des reinen Seins, dem Bereich aller Möglichkeiten zu finden, aus dem Neues entsteht.

Tanzrituale dienen dazu, sich gemeinsam einzustimmen und zu feiern. Sie bringen uns in den Rhythmus und lassen etwas von der Freude und Stimmung des Anlasses spüren. Sie können zu einem tieferen Nachdenken über den Sinn eines bestimmten Festes oder Anlasses führen.

Die Essenz des meditativen Tanzens liegt, abgesehen von allem, was im Äußeren zu sehen ist, im Hinfinden in die Mitte und der Erfahrung feinstofflicher Energien, die in den Energiezentren und der Aurahülle ihr farbenbuntes

Spiel weben. Nach vedischem Verständnis ist alles Klang. Das Universum selbst besteht aus reinem Klang. Im meditativen Tanzen sind wir nahe der Quelle, die zum meditativen Erleben führt.

Tibets Klänge

So wie es möglich ist, Töne aus dem Inneren heraus entstehen zu lassen, die heilend, klärend und rhythmisierend wirken, können auch Töne, die von außen kommen, dies bewirken. Die Shlokas (Verse) des Veda oder die Verwendung von Klangschalen, die für eine optimale Wirkung allerdings von therapeutischer Qualität sein sollten, sind eine wunderbare Möglichkeit, die Aura zu reinigen und bis in die kleinsten Körperzellen hinein feinstofflich heilend zu wirken. Im Kopfbereich ist der Einsatz von Heilzimbeln besonders wirkungsvoll. Tibet und Indien begegnen sich beim Thema Klänge und Klangschalen.

Klangschalen und Gongs sind für den Einsatz im tänzerischen und meditativen Bereich sehr geeignet. Zur Schöpfung gehören harmonische und disharmonische Klänge. Gongs bieten zwischen beiden Polen ein weites Klangspektrum an. Die Seele wählt spontan die für den Körper heilsamen Klänge. Natürliche Klänge führen mitten ins Herz der Stille. Sie beleben und harmonisieren zugleich.

Klangschalen haben vor allem in Tibet und Nordindien eine Jahrtausende lange Tradition. In unserer abendländischen Kultur erklingt an Sonntagen der feierlich-harmonische Klang von Kirchenglocken weit über Dörfer und Städte. Glocken läuten auch Festtage und traditionellerweise noch heute in manchen dörflichen Gemeinschaften den Feierabend ein. Den wenigsten Menschen dürfte bewusst sein, dass die alten Musikmeister unserer Kultur fundierte Kenntnisse über die Wirkung diese Klänge hatten und die Reinheit und Harmonie der Töne für sie von großer Bedeutung war. Harmonisch-schön und voll klingende Kirchenglocken bereichern und reinigen Mensch und Natur.

Glocken, Zimbeln und Klangschalen können wir auch in unserem persönlichen Bereich einsetzen. Klang ist ein universelles Thema. Schwingungen wirken auf allen Ebenen des Seins. Jede Seele schwingt in einem ihr eigenen Klang. Schwingt Fremdes mit, wird das mitunter als störend empfunden. Dem eigenen Klang der Seele lauschen, sich dem Klang des Windes, des Baches, der Naturgeräusche hörend und fühlend hinzugeben oder sich einzustimmen auf natürlich-harmonische Klänge wirkt heilend.

Klangschalen und meditatives Tanzen und Erleben sind eine ideale Kombination. Hochwertige Klangschalen sollten idealerweise mindestens die sieben Metalle enthalten, die den Planeten zugehören, und entsprechend der traditionellen Vorschriften angefertigt sein. Klangmassage, ob die Schale nun auf dem Körper oder ihm nahe ist, lässt sanfte, wohltuende Schwingung einfließen. Räume können mittels geeigneter Klänge feinenergetisch gereinigt werden. Noch lange nachdem der Ton verklungen scheint, jedenfalls für das menschliche Ohr nicht mehr hörbar ist, lässt sich mit den Fingerkuppen die Vibration im Inneren der Schale ertasten.

Es gibt viel mehr Gemeinsamkeiten zwischen östlicher und westlicher Kultur, als wir ahnen. Die intensive Verehrung der Devi zum Beispiel ist in Indien bis heute sehr verbreitet. Sie stammt wohl aus Zeiten, in denen die Werte des Weiblichen hoch geehrt und geachtet wurden. Patriarchalischere Formen sind danach entstanden, doch keine spirituelle Tradition kann ohne die Verehrung der Devi Bestand haben, denn Yin und Yang sind eine untrennbare Einheit. Nicht nur in Kulturen entfernter Länder, auch zu unserer abendländischen Kultur finden wir basale Gemeinsamkeiten. Es ist wissenschaftlich belegt, dass es gemeinsame historische Wurzeln gibt.

In der westlichen Tradition des Christentums weist die Marienanbetung den Weg zur Beschäftigung mit mütterlichen und weiblichen Werten. Das Beten des Rosenkranzes ist eine ehrwürdige Tradition. Kirchen sind Madonnen in all ihren Ausdrucksformen gewidmet. Wir finden Maria mit dem Kinde, und Marienaltäre sind noch immer sehr gebräuchlich. Daneben wird etwas seltener an manchen Wallfahrtsorten die sogenannte schwarze Madonna verehrt. Die Farbe Schwarz, die auch dem Planeten Shani (Saturn) zugeordnet wird, erinnert an Kali, die dunkle Mutter.

Lakshmi- und Sarasvati-Qualitäten haben die großen Meister der Malerei zu ihren das Herz berührenden Madonnenbildern inspiriert. Sehr häufig tragen die Madonnen einen Schleier, der Schutz und Integrität symbolisiert und die helle Aura des Heiligenscheins bereits andeutet. Gerne werden die Farben Rosa und Blau verwendet, die gemischt Lila ergeben. Hellviolett ist nach anthroposophischer Meinung eine Farbe, die ein Kind bereits im Mutterleib erlebt und somit allen Menschen als Symbol für Ruhe und Geborgenheit besonders vertraut ist.

Was die Devi in Indien und die Madonna im Christentum, das ist Tara im Buddhismus. Tara steht für Mitgefühl und bedingungslose mütterliche Liebe für alle Wesen. Hörst Du? Der volle Gong einer tibetischen Klangschale ertönt, die Kirchenglocken läuten und Sarasvati spielt in diesem Augenblick auf ihrer Vina zu Ehren Taras, mit der das Kapitel über das tibetische Klingen, Tönen, Summen und Vibrieren endet.

Das Lied Indiens

Indien wird auch die Wiege der Menschheit genannt, weil sich hier das menschliche Kulturerbe in Form des Veda am reinsten und längsten bewahrt hat. Die Kontinente Indien und Afrika hoben sich aus dem Meer, als unsere Erde noch von Wasser bedeckt war. In grauen Vorzeiten bereits entwickelten sich auf diesen Kontinenten bedeutende Kulturen, so die schamanische Tradition Afrikas oder die vedische Kultur in Indien.

Veda ist Klang. OM, der kosmische Urklang, ist Beginn und Ende jeder vedischen Hymne. Veda bedeutet Wissen und gemeint ist das Wissen vom ewigen Naturgesetz. Der Hinduismus bezieht sich auf den Veda, doch Veda ist älter als alle Religionen der Welt. Veda ist universell. Spuren davon sind in allen Kulturen der Welt zu finden. Veda ist nicht von Menschen gemacht. Er gilt als *apaurusheya* (unerschaffen) und *nitya* (ewig), da er auf der Ebene des vollkommen stillen Bewusstseins, der Transzendenz, angesiedelt ist. Somit ist Veda auch auf der feinsten Ebene des Bewusstseins jedes Menschen. Die weisen Seher hörten und sahen die Klänge des Veda in der Stille ihres verfeinerten und natürlichen Bewusstseins. Um einen ganzheitlicheren Zugang zum vedisch-indischen Tanzstil herzustellen, folgt eine kurze Einführung in den Veda, die kosmische Basis, und einige seiner Wissensgebiete, hinführend zum Tanz des Lebens.

Die Welt ist Klang: Nada Brahman

Nach vedischem Verständnis ist alles im Universum reine Schwingung, Energie, die sich zu Klängen und Materie verdichtet. Der Stuhl und unser Körper, der darauf sitzt, sind nichts anderes als eine individuelle Manifestation des kosmischen Klanges, der Urschwingung des göttlichen Prinzips.

Nada bedeutet Klang oder Ton. Brahman ist die Weltenseele und das höchste Schöpfungsprinzip, eigentlich das noch Unerschaffene, also das reine Sein. Das ist die Ebene aller Möglichkeiten und der Fülle, auf der die Gesamtheit des Seienden sozusagen in Samenform ruht. In manchen Texten späterer Zeit wird diese Fülle auch als Leere bezeichnet. Weil diese Ebene aber jenseits der polaren Welt liegt, sind Begrifflichkeiten wie Leere oder Fülle ohnehin nur metaphorisch zu verstehen. OM ist Nada Brahman, der kosmische Urklang, aus dem sich alle Klänge entfalten.

In der folgenden vedischen Hymne wird das Mysterium der Schöpfung allegorisch beschrieben, denn das göttliche Prinzip ist jenseits aller Worte und Erklärungen.

Brahman ist das Absolute. Alles, was ist, ist Brahman oder das Heilige Wort, das nicht erklärt werden kann. Es ist unbedingt und ohne Eigenschaften. Es ist die Weltseele, die alle Einzelseelen enthält, so wie das Meer alle Wassertropfen enthält, aus denen es sich zusammensetzt. Brahman ist Leben. Brahman ist Freude. Brahman ist Leere... Freude, wahrhaftig, ist das gleiche wie Leere. Die Leere, wahrhaftig, ist das gleiche wie Freude.

Das Wissen von heiligen Tönen und Urklängen ist nicht auf den östlichen Kulturkreis beschränkt. In unserer Kultur finden wir es beispielsweise in der Schöpfungsgeschichte (»Am Anfang war das Wort.«), im christlichen Mystizismus oder in der Literaturepoche der deutschen Romantik. Ähnlich ist es in anderen Kulturen. Hier ein Beispiel aus dem Sufismus:

Dieser Ton ist die Quelle aller Offenbarung...
Wer das Geheimnis des Tones kennt, kennt
das Mysterium des Weltalls.
Hazrat Inayat Khan

Veda und Gandharva-Veda

Veda ist reiner Klang. Die Bedeutung der Klänge spielt zunächst noch keine Rolle. Erst in späterer Zeit entstanden Deutungen, Erklärungen und eine vedische Literatur. Die Meinungen gehen auseinander, was »vedisch« im Eigentlichen ist. Texte wie Ayurveda, eine Heilkunde auf vedischer Basis, gehören eindeutig dazu. Ayurveda sei hier erwähnt, weil er sich verschiedener anderer vedischer Wissensgebiete wie beispielsweise dem Gandharva-Veda bedient, die dem Heilwissen unter dem Aspekt einer praktischen Sichtweise angegliedert werden können.

Der ursprüngliche Veda gliedert sich in vier Teile: Rig-, Sama-, Yayur- und Atharva-Veda. Der Rig-Veda ist die ursprünglichste Form der Veden. Klänge formen sich zu Mantren[1] und diese bilden Shlokas,[2] die sich in einem höheren Zusammenhang zu Mandalas[3] zusammenfügen.

Der Kreis gilt seit alters her als Urform des göttlichen Prinzips. Anfang und Ende eines jeden Mandalas begegnen sich in Harmonie und Einheit, nachdem sich dazwischen die Schöpfung in all ihrer Fülle entfaltet hat.

Vom klassischen Gandharva-Veda inspiriert wurden später weitere Stücke geschaffen. Muttuswami Dikshitar zum Beispiel komponierte ein Lied für Saturn, um einen seiner Schüler von einem gesundheitlichen Leiden zu

[1]Wort [2]Vers [3]Kapitel, eigentlich: Kreis

befreien. Er war Astrologe und hatte erkannt, dass die Krankheit des Schülers durch Saturn verursacht wurde. Als sein Schüler geheilt war, erschuf Dikshitar aus Liebe zur Menschheit »Navagraha« (Neun Planeten), um mit dieser Musik die von den Planeten verursachten negativen Einflüsse zu neutralisieren und die guten zu fördern.

Die vedischen Weisen sahen die Körperseele des Menschen als ein vollkommenes Abbild der Natur und als Ausdruck von Veda an. Dieser stille, kosmische Bauplan des Körpers wird durch Gandharva-Veda belebt. Die Grundlage hierfür ist Rhythmus, Schwingung und Klang. Dadurch wird, wie auch durch andere ayurvedische Heilmethoden, Ojas belebt, ein feinstoffliches Stoffwechselprodukt. Ojas ist essenzielle Lebensenergie, wörtlich übersetzt feinste Essenz oder Strahlen der Körperseele, und verleiht ein Leuchten der Freude und Zufriedenheit, innerlich wie äußerlich. Es schenkt dem Menschen eine angenehme, strahlende und schöne Aura, erfüllt ihn mit Freude, gibt ihm ein angenehmes Körpergefühl und bringt ihn in Harmonie mit seiner Umgebung.

Der Tanz unserer individuellen Doshas[1] schwingt sich durch das Hören der Ragas[2] in den Rhythmus der Natur ein. So wirkt zum Beispiel eine zur Abendzeit gespielte

[1]Im Ayurveda basale Bioeigenschaften oder Funktionsprinzipien, die bestimmte Eigenschaften und Funktionsweisen in der Körperseele hervorrufen können. Es sind Vata, Pitta und Kapha, die verschiedenen Elementen wie Raum, Luft, Erde, Feuer, Wasser zugeordnet werden.
[2]Musikstücke

Raga mit Bambusflöte beruhigend und harmonisierend auf Vata. Das entspricht dem Luft- und Bewegungselement. Die meisten Menschen im Westen haben bedingt durch Stress, Hektik und falschen Umgang mit der zur Verfügung stehenden Zeit Vata-Störungen.

Die Bambusflöte wirkt besonders auf Vata. Andere Musikinstrumente haben ihre spezifischen Wirkungen. Als das vollendete Musikinstrument gilt im Veda die menschliche Stimme, die feinste Nuancen von Schwingung wiedergeben kann.

Die Doshas sind ständig in Veränderung, weswegen man durchaus vom Tanz der Doshas sprechen kann. Die Körperseele ist in einem ständigen Austausch mit den kosmischen Gesetzmäßigkeiten der Natur. Diese Rhythmen wie Tag und Nacht, Jahreszeiten oder Lebensphasen stehen mit ihr in Wechselwirkung. Deswegen gibt es Empfehlungen, zu welchen Zeiten bestimmte Ragas gehört werden sollten. Viele Werke der klassischen Komponisten unserer Kultur haben eine dem Gandharva-Veda ähnliche Wirkung.

In der vedischen Therapie ist Gandharva-Veda ein Basisbaustein der Heilung und ganzheitlichen Bewusstwerdung. Hinzu kommen das vedische Rezitieren oder Singen, und natürlich haben Yoga und Meditation einen bedeutenden Stellenwert. Zunehmend wird nun auch wieder der Wert des Tanzes entdeckt.

Der Ursprung von Tanz und Musik wird detailliert in »Sangitaratnakara« beschrieben, einem der Hauptwerke des Gandharva–Veda. Darin wird Musik, Tanz und sogar die embryonale Entwicklung auf Nada, den Urklang, zurückgeführt. Sprache und Gesang (vokal), Körper (instrumental) und Stoffwechsel (Tanz) sind demgemäß nichts anderes als Manifestationen des Urklanges, der ersten Vibration der zeitlosen Leere des ewigen Selbst. Gitam (Gesang), Vadyam (Musizieren mit Instrumenten) und Nrttam (Tanzen) werden zusammen als Sanghita (Zusammenklang) bezeichnet. Alle drei sind untrennbar miteinander verbunden.

Vedischer Tanz

Bharatanatyam ist der älteste klassisch-indische Tanz. Dieses Sanskritwort offenbart eine grundlegende Einheit dreier Elemente, indem es den Tanz mit drei Silben beschreibt. Bha von Bhava bedeutet das, was ausgedrückt wird; Ra von Raga ist Melodie und Ta von Tala kennzeichnet Rhythmus.

Vedischer Tanz ist eine Kunst, die einen therapeutischen, besänftigenden und entspannenden Effekt auf die verschiedenen Körperteile hat. Wie im Yoga spielt bei Übungen und Aufführungen die Symmetrie eine große Rolle, um inneres und äußeres Gleichgewicht herzustellen. Körper, Geist und Seele fließen im Strom der Darstellung. Jede Bewegung beinhaltet drei Elemente wie Bharata im »Natyashastra« beschreibt:

Wohin die Hand weist, folgen die Augen,
wohin die Augen gehen, folgt das Herz.

Im Tanz berühren verschiedene Klangqualitäten und Rhythmen sehr ganzheitlich und ursprünglich den ganzen Menschen. Ayurveda bedeutet Wissen vom Leben, und Tanz ist Leben. Tanz wird zum spirituellen Weg, wenn mit zunehmender Erfahrung und am Besten in Verbindung mit Yoga die physischen Bewegungen und das Bewusstsein zunehmend die Erfahrung der Einheit anklingen lassen. Wenn die Tanzenden fähig werden, eine perfekte Koordination von physischen Bewegungen und Bewusstsein herzustellen, kann das als ein Mittel dienen, höhere Bewusstseinzustände zu entwickeln. Diese ganzheitliche Sichtweise räumt dem Tanz den Stellenwert ein, der ihm gebührt.

Vedischer Tanz will die Verbindung von Bewusstsein und Physiologie ganz konkret über den Tanz vermitteln. Tanz berührt die Verbindungsstelle von Körper und Seele, wie auch von Mensch und Kosmos. Vedisch im eigentlichen Sinne ist nicht nur indischer Tanz, sondern jede Tanzform, die sich nach vedischen Prinzipien orientiert, wie sie hier in den Bereichen Tanz und Yoga beschrieben werden.

Im indischen Tanz haben sich Formen entwickelt, die in ihren Klängen und Tönen, ihrem Rhythmus und der Symbolsprache in Einklang mit Veda sind. Sie bedienen sich zum Teil weiterer vedischer Wissenschaften, wie etwa Jyotish, der vedischen Astrologie. Sie ordnet den Planeten verschiedene Himmelsrichtungen zu, die das Leben auf der Erde und das jeder einzelnen Zelle beeinflussen. Die tänzerische Durchschreitung des Raumes geschieht dann den Himmelsrichtungen entsprechend. Die kosmische Erinnerung an Nada Brahman soll so gefördert und belebt werden. Die Prinzipen sind also in allen vedischen Disziplinen dieselben, nur eben die äußere Form und Akzentuierung ist jeweils eine etwas andere.

Es ist wichtig zu verstehen, dass indisch nicht gleichbedeutend mit vedisch ist. In Indien hat sich eine besonders spirituelle und rhythmische Art des Tanzens entwickelt. Sie ist eng verbunden mit der indischen Religiosität. Dabei ist zu beachten, dass Veda keine Religion ist, sondern die Grundlage für verschiedene Religionen gegeben hat. Tänzerische Ausdrucksformen anderer Kulturen setzen nicht selten auf ihre Art vedische Prinzipien um.

Amrit Stein hat ein wunderbares Buch* voller Sinnlichkeit über das indische Tanzen geschrieben. Es ist mit

*Stein, Amrit: Der Weg des spirituellen Tanzens. Aitrang 1995

Göttergeschichten aus der indischen Mythologie geschmückt und schildert den indischen Tanz als spirituellen Weg. Es ist eine sehr fein nuancierte, ausdrucksreiche und kunstvolle Weise des Tanzens, die in enger Beziehung zu den beeindruckenden Kompositionen des Gandharva-Veda steht.

Es braucht viele Jahre und Jahrzehnte der Übung, um diese Art des Tanzens zu realisieren. Es spricht aus meiner Sicht jedoch nichts dagegen, auch frei zu improvisieren, denn Elemente des indischen Tanzes sowie Gesten und Mudras können in andere Tanzformen integriert werden. Orientalischer Tanz und andere östliche Tanzstile stehen in naher Beziehung zum indischen Tanz. Sie haben gemeinsame Wurzeln.

Indien, der indische Tanz, das ist eine Welt der Sinne. Hören, sehen, fühlen. Die Darstellung der Göttergeschichten, von Gefühlen und die Verwendung spiritueller Symbole bewirken bei den Zuschauern durch Mitfühlen und Verstehen nicht selten eine Katharsis. Kleidung und Aufmachung der Tänzerinnen sind wunderschön anzusehen. Manchmal wirken sie wie Inkarnationen der Götter und Göttinnen. Diese Gottheiten verkörpern ja auch universale Naturprinzipien und sind somit in jedem Menschen präsent. Sinnlichkeit wird im indischen Tanz erlebbar. Und Indien wäre nicht Indien, wenn es diese Sinneswelt, die zugleich immer auch transzendiert wird, nicht auf allen Ebenen berühren würde: Musik, Tanz, farbenfrohe Kleidung, Düfte, Blumen, Lichter, Süßigkeiten, Statuen und Bilder.

Veda ist mehr als das, was wir im Äußeren sehen können. Das vedische Wissen ist ein Universum von Weisheitslehren in Philosophie und Praxis. Im indischen Tanz ist in einer Synthese von beidem das vedische Wissen in vielen Aspekten sehr rein geblieben. Im Rahmen dieses Buchs können nur einige Aspekte anklingen, um eine Idee des spirituellen Tanzes in Zusammenhang mit Veda zu vermitteln.

Als Tänzerin lebe ich meinen Körper täglich von neuem. Er ist mir kein Werkzeug, ich bin mein Körper, teile seine Natur und Vergänglichkeit. Das eben noch durch Tanz Erschaffene entschwindet schon im nächsten Moment. Doch hinterlässt es Spuren: auf meiner Haut, in meinen Muskeln, in meinem Bewusstsein. Und der leer anmutende Raum ist durch meinen Tanz lebendig geworden: in ihm schwingen jetzt Formen, Rhythmen, Empfindungen. Ich hingegen fühle mich nach dem Tanz leicht wie eine Feder. Grenzenlosigkeit umgibt mich, ich spüre mein innerstes Wesen: meine Seele.

Amrit Stein

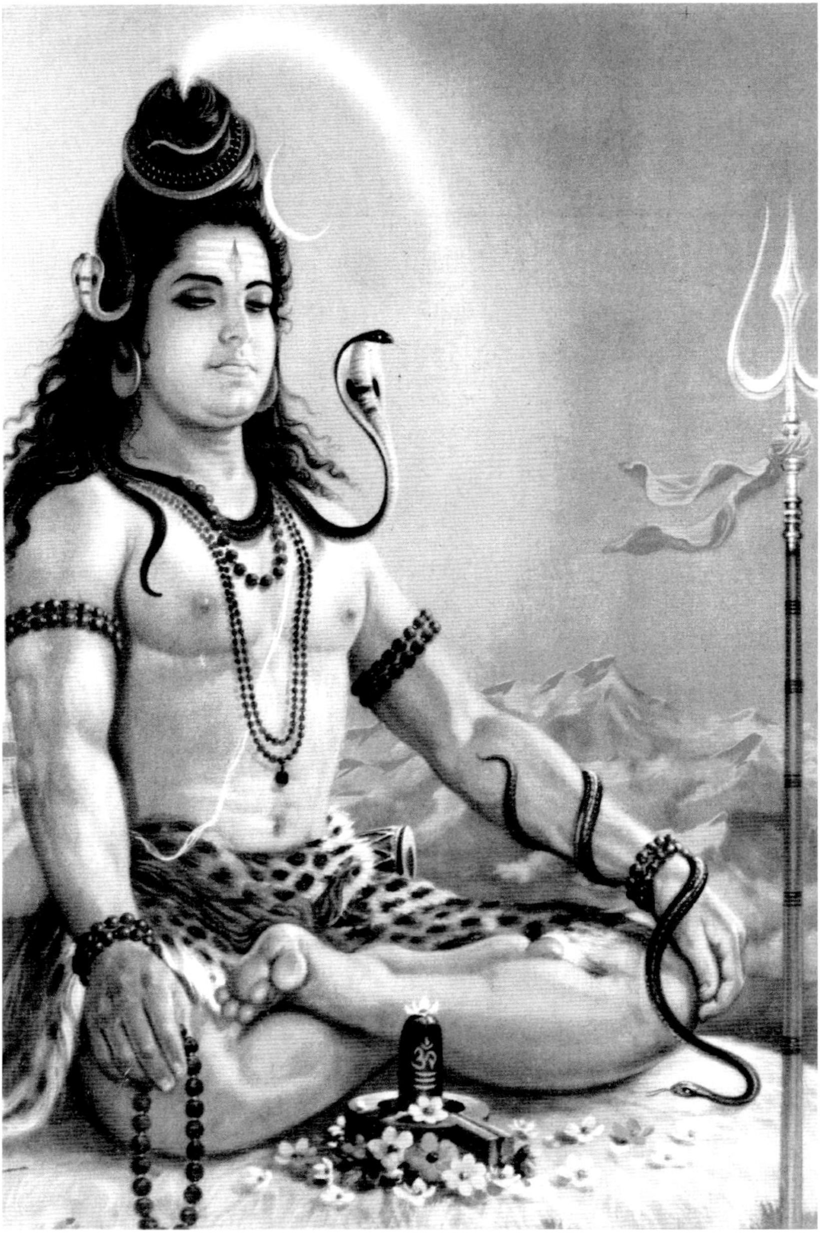

param.

3

Yoga

Impressionen aus Portugal

Der Morgen erwacht. Noch ist es dunkel. Schlaftrunken erhebe ich mich von meinem Lager und schiebe vorsichtig den üppig Geborgenheit bietenden Schleier des Bettes zur Seite. Ich trete auf den Balkon und nehme den Duft des Südens tief in mich auf. Geräusche der Nacht, das Zirpen der Grillen und der erwachende Gesang der Vögel. Die frische klare Morgenluft macht die Sinne wach. Noch eben ein kurzer Spaziergang die Anhöhe hinauf und zurück ins Badezimmer, wo mich das kühle Wasser einer heilkräftigen Quelle erwartet, die direkt die Wasserleitungen der wunderschön gelegen Villa in den Bergen bei Monchique speist.

Ein unendlich weiter Blick über das Land bis hin zum Meer. Südliche Atmosphäre, Lichter in der Ferne. Wie sehr habe ich es schon immer geliebt, in der Dämmerung Lichter am Rande eines Sees oder Meeres zu sehen. Es gibt immer etwas zu sehen. Der weite Blick in die Ferne allein lohnt den Aufenthalt hier, habe ich zunächst gedacht. Doch es sollte im wahrsten Sinne des Wortes noch *Meer* kommen. Das Meer im Äußeren, die herrlichen Steilküsten des Atlantiks mit dem azurblauen Wasser und weißschäumender Gischt sind ein Erlebnis. Die kleinen Badebuchten unter imposanten Steingebilden, die herrlich duftenden Wälder allein vermitteln innere Freiheit und Losgelöstheit.

Doch es gab noch etwas anderes zu entdecken: das Meer der inneren Eindrücke. Bei einer befreundeten Yogalehrerin und Heilerin hatte ich einen Yogakurs belegt. Ich hatte dem körperlichen Aspekt des Yoga bislang keine so große Bedeutung zugemessen. Für mich waren Asanas (Körperhaltungen) und Pranayama (Atemübungen) eine sinnvolle Ergänzung zu langen Meditationen und natürlich wohltuend in Zeiten gesundheitlicher Anspannung.

Nach Portugal wurde ich wohl geführt, um den meditativen, stillen Aspekt in der Körperübung noch bewusster zu erfahren und zu vertiefen, den gesundheitlichen Wert noch mehr wertzuschätzen und zu erfassen. Hier merkte ich auch, dass mich hinsichtlich der Durchführung der Übungen etwas von den anderen Kursteilnehmer unterschied. Zum einen hatte ich jahrzehntelange Meditationserfahrung, was es mir leicht machte, die Asanas meditativ auszuführen, andererseits fielen mir die Bewegungen durch meine Profession leichter. Mein ›Körperweg‹ war bislang das Tanzen gewesen. Nun entdeckte ich, wie viel Genuss, Freude und spielerische Leichtigkeit in den Asanas liegen kann. In der Sinnlichkeit des Südens begann ich, die mir bis dahin eher langweilig erscheinenden Yoga-Übungen als sinnlich zu erfahren, dem Tanzen verwandt und jeder schönen, harmonisch in sich ruhenden Bewegung.

Statt um halb Sechs aufzustehen, wäre ich viel lieber noch im Bett geblieben. Doch Yogis stehen früh auf. Als erstes erwartete mich Yeti, die Nasenspülung, die auf Pranayama vorbereitet. Orange leuchtend lagen die Salzsteine für die Yeti-Lösung im Wasser. Ich schätze am Morgen eher die belebenden ayurvedischen Nasenöle. Die westliche Form des Ayurveda bietet einen gewissen Luxus. Hier schien es mir mehr um harte Disziplin zu gehen.

Die Morgenroutine begann. Ich nahm die Yogadecke und einige Kissen und ging hinauf zur weiträumigen überdachten Terrasse, zum Dach der Welt, wie mir schien. Ich blickte über die endlose Ebene hinüber zum Meer. In der Ferne begannen die Lichter der Stadt heller zu funkeln, die Dämmerung erwachte. Düfte und Geräusche erfüllten die Luft.

Die Schönheit der Natur versöhnte mich. Freudige Morgengrüße meiner Kurskameraden versüßten den Einstieg in ein Grüppchen von Menschen, die sich bereits seit geraumer Zeit kannten und sich sehr nahe waren. Ich war die Neue.

Auf Yoga-Matten sitzend und in warme Decken eingehüllt gaben wir uns gemeinsam den Atemübungen hin. Dann meditierte jeder auf seine Art. Die entstehende Atmosphäre von Ruhe vereinte uns. Eindrücke von Düften und Geräuschen in der Stille der Transzendenz.

In einer kurze Pause konnten wir frisch gepressten Saft trinken, dann ging es weiter mit Augenübungen und Asanas. Hier in der klaren südlichen Luft wurden die Augenübungen und die Asanas zu einer wunderbaren energetischen Erfahrung. Zwei intensive Übungsstunden mit erholsamen Zwischenentspannungen und immer wieder Stille, Stille, Stille vergingen wie im Flug. Der Körper wurde angenehm belebt, wurde beweglicher. Gesprochen wurde nur das Nötigste.

Die Sonne zog ihre Bahn jetzt höher am Horizont. Die klare, reine Luft verdichtete sich bereits zu flirrender Hitze. Die Übungen waren beendet. Der Tag begann in wacher, ausgeruhter Stimmung. Viel Zeit für Ausflüge, gemütliches Zusammensitzen bei ausgedehnten Mahlzeiten und ein frisches Bad im Pool, der ebenfalls aus der heiligen Quelle gespeist wurde. Die Qualität des Wassers war fühlbar.

Mit einem Mal machte sich meine Lust auf Tanzen bemerkbar. Ich wirbelte zu pulsierender indischer Musik in der Gegend herum. Die Idee erwachte, Yoga in einen Tanzkurs zu integrieren. Das gemeinsame Element beider ist die Freude am Tun. Ich fühlte das Erwachen von Lebensfreude in mir.

Mit einer gewissen Erleichterung reiste ich dann allerdings auch wieder aus Portugal ab. Nach einer Zeit intensiven Gruppenerlebens ohne Einzelzimmer mit so vielen neuen Eindrücken benötigte ich jetzt meine Zeit zum Verarbeiten und Integrieren. Die norddeutsche Gruppe reiste etwas früher ab als ich, so dass mir noch ein Vormittag mit viel Zeit im Liegestuhl blieb, ein letztes Eintauchen in das heilend-kühle Quellwasser, eine letzte gemütliche Mittagsmahlzeit bei der Gastfamilie, die mich dann zum Flughafen begleitete.

Noch einmal vom Auto aus Portugal mit allen Sinnen betrachtend, die Serpentinen der Straße hinunter, das kleine Dorf mit der erhabenen Kirche, dem Wallfahrtsort der Marienanbetung, die auch die Hüterin der Quelle zu sein schien, die kleinen Töpfereien und Krämerläden, Häuser, Wälder und Felder, dies alles nahm beim Abschied noch klarer Kontur an.

In Portugal hatte sich fast unbemerkt etwas in mir verändert. Spiritualität erschien mir nun wie eine Abenteuerreise zu sein, bei der es gilt, Altbewährtes zu bewahren und Neues zu entdecken, eine Synthese des Wissens und Erlebens zu schaffen. Eine Reise, die niemals endet, solange es unsere sehnsüchtigen, unsterblichen Seelen gibt.

Für Yoga, die Erfahrung der Einheit, ist jede Zeit die richtige Zeit und jeder Ort ist der richtige Ort. Es lohnt sich, die Zeit für Yoga schön und ruhig zu gestalten. Eine Kerze, ein Duft, die Lieblingsdecke helfen, sich den Freiraum zu schaffen, um der Schnelligkeit, der Hektik und dem gymnastischen Leistungsdenken die bewusste Achtsamkeit entgegen zu halten.

Das Meer – Körper, Seele, Geist

Es gibt verschiedene Möglichkeiten, Yoga zu beschreiben. Am einfachsten scheint mir, in Begriffen der Einheit von Körper, Geist und Seele. Vordergründig erscheinen sie verschieden, doch auf den feinsten Ebenen des Seins sind sie eins. Jeder dieser Teile beeinflusst den anderen. Ein unaufhörliches Wechselspiel, bei dem sich Materie und Immaterielles berühren. Der bekannte Ayurveda-Arzt und Autor Deepak Chopra spricht von der Körperseele,* um die Illusion zu unterlaufen, es handele sich um voneinander verschiedene Funktionen.

Der Körper ist in Wirklichkeit wie ein Fluss. Die Seelenströmungen, nach aryurvedischem Verständnis mentale Impulse, fließen ein und die daraus neu entstehende Körperstruktur beeinflusst wiederum das seelische Empfinden. In diesem ständigen Fließen und der Erneuerung liegt die Chance zur Heilung und Regeneration. Das Leben schöpft sich selbst ständig neu, möchte sich erleben und mit neuen Augen spiegeln. Sarasvati, die Fließende genannt, verkörpert diesen Aspekt des Naturgesetzes.

Natürlich ist es sinnvoll, beim Üben ein bestimmtes Ziel, eine Motivation zu haben, doch die Körperintelligenz weiß selbst am besten, wo sie zuerst tätig werden möchte. In unzähligen Büchern werden die guten gesundheitlichen Wirkungen von Yoga beschreiben und gezielte Übungen empfohlen. Tatsächlich ist es jedoch besser, frei von Erwartungshaltungen den Selbstheilungskräften des Körpers zu vertrauen. Was geschehen soll, wird geschehen. So lässt sich verhindern, dass sich angestrengtes, verkrampftes Wollen einschleicht. So können wir uns der in unschuldiger Absichtslosigkeit geborenen Ergebnisse um so mehr erfreuen. Welche Überraschung, wenn kör-

*Dieser Begriff wird der Einfachheit halber verwendet, obwohl er das Seelenverständnis im Ayurveda sprachlich nicht ganz erfasst.

perliche Beschwerden tatsächlich verschwinden. Welche Freude, wenn sich die Stimmung hebt, wenn sich Körper und Seele erfrischen und wie neu geboren fühlen.

Die Körperintelligenz, die Körperseele unterscheidet nicht zwischen sinnvollen und sinnlosen Tätigkeiten. Es gibt verschiedene Ebenen der Wahrheit und des Seins und für jede dieser Ebenen gibt es viele verschiedene Möglichkeiten und Antworten, die entsprechend dieser Ebene stimmig sind. So gibt es auch verschiedene Möglichkeiten, sich etwas Gutes zu tun. Nur einige wenige Grundprinzipien, die sich bewährt haben, sind dabei zu beachten. Auf deren Grundlage können individuelle Lösungen gefunden werden.

Der Geschmack der Erdbeere

Einfach, mühelos und leicht – wie einfach schreibt sich das so dahin, doch wie können wir es erreichen? In meinen Übungsstunden spreche ich möglichst wenig und lasse die Stille durch sich selbst wirken.

Nach meiner Erfahrung sind Meditation oder Stilleübungen, die nach denselben Prinzipien durchgeführt werden, eine sehr gute Vorbereitung für Yoga und den Tanz des Lebens. Bei fortschreitendem Üben wird erfahrbar, was das eigentliche Wohlbefinden ausmacht. Wie fühlt sich der Körper an? Wie nehmen wir Stille wahr? In diesem Zusammenhang zitiere ich gern den Geschmack der Erdbeere.

Sie wissen, wie Äpfel, Birnen und Kiwis schmecken? Nun, nehmen wir einmal an, Sie hätten noch niemals eine Erdbeere gekostet. In einem Fruchtsalat können Sie Äpfel, Birnen und Kiwis herausschmecken, doch nicht die Erdbeere. Gibt uns aber jemand eine Erdbeere zu kosten, lernen wir ihren Geschmack kennen und dann gelingt es uns auch, die Erdbeere von den anderen Früchten im Obstsalat zu unterscheiden. Ein wesentliches Element beim Üben ist die Freude am Tun. Wenn wir beim Üben den Geschmack der Erdbeere einmal erfahren haben, hilft das, weiterhin gute Fortschritte zu machen.

Sich Zeit zu nehmen, ist auch wichtig. Wenn Sie nur wenig Zeit haben, machen Sie nur einige wenige Übungen, statt auch noch Yoga im Dauerstress zu absolvieren. Im Alltag kann sich Yoga leicht auf ein mechanisches Tun reduzieren. Ich habe schon Yoga-Schülerinnen erlebt, die aus Büchern gelernt hatten oder aus anderen Schulen kamen, sich abmühten und nicht verstanden, warum sich einige Beschwerden sogar verschlechterten. Sie hatten den Geschmack der Erdbeere noch nicht erfahren. Eine kleine Wandlung in der inneren Haltung, eine etwas andere Art zu üben und dann: Ah!

Wie schön ist es, in einer kleinen Gruppe oder zu zweit nach diesen meditativen Prinzipien zu üben. Mitunter kommt es sogar spontan zu einer Synchronisation des Atmens und der Bewegungen. Auf einer sehr feinen Ebene entsteht Beziehung oder wird Beziehung in völliger Stille Ausdruck verliehen. Die Individualität jedes Menschen bleibt erhalten und doch entstehen Gemeinsamkeit und eine lebendige Atmosphäre im Raum, belebte Stille.

Anfänger lehnen die Stilleerfahrungen im bewegungsbetonten Yoga anfangs oft ab. Sie empfinden es als wohltuend, wenn mehr gesprochen wird. Doch durch Zwischenentspannungen und Stillepausen stellt sich allmählich der Geschmack der Erdbeere ein. Die Bewegungen werden von selbst ruhiger und gelassener, meditativer. Der Atem verfeinert sich. Es geschieht von selbst. Nun kann die Körperintelligenz arbeiten.

Durch die Wahrnehmung des Körperteils, der gerade bewegt wurde, kann ihm die Körperseele in der Ruhepause Energien zufließen lassen und dadurch Belebung und Heilung ermöglichen. Heilung geschieht in der Stille. Die Körperintelligenz nutzt die Energie, um Seele und Körper zu regenerieren. In diesem Sinne könnte man tatsächlich sagen, die Pausen sind wichtiger als die Bewegung selbst. Die Bewegung gibt den Impuls, der in der Pause dazu führt, dass sich das Geist-Körpersystem auf feinster energetischer Ebene verändert, was wiederum auf nachfolgende Bewegungen einwirkt.

Dieses Prinzip der Wahrnehmung ist nicht nur im Yoga gut anzuwenden, sondern auch beim Tanzen und in anderen Bereichen des Lebens. Bei einem Tun, das in sich rhythmisch strukturiert ist, fällt es leichter, und mit fortschreitender Übung geschieht spontan, was sonst vielleicht nicht einmal mit harter Arbeit erreicht werden könnte.

Einfachheit, Mühelosigkeit und Leichtigkeit sind die Grundprinzipien, die durch Wahrnehmung und Achtsamkeit die Stille und in ihr die Freude erlebbar machen. Das ist der Geschmack der Erdbeere. Nimm es leicht! Yoga ist immer wieder ein Neubeginn, eine Lebensaufgabe und eine Abenteuerreise.

Den Geschmack der Erdbeere gibt es natürlich nicht nur bei Yoga oder Meditation zu entdecken, auch im Tanz und an sich überall, denn Stille ist die Essenz des Lebens. Aus ihr entwickelt sich die Dynamik und die Dynamik führt ganz natürlich zur Stille zurück.

Im Ayurveda wird empfohlen, bei körperlicher Aktivität sechzig Prozent des Leistungslimits auszuschöpfen. Das liegt um einiges unter dem, was heute gewöhnlich abverlangt wird. Im körperlichen Bereich bedeutet der Geschmack der Erdbeere, ein Gespür für die eigene Grenze zu bekommen, Pausen einzulegen und Anforderungen nur behutsam der Körperanatomie und den individuellen Möglichkeiten entsprechend zu erweitern. Sportler, die mit dieser Empfehlung trainieren, verzeichnen langfristig sehr gute Übungserfolge. Und wenn es um Yoga geht, sollte bedacht werden, dass es mehr eine praktische Lebensphilosophie, denn ein Leistungsideal ist.

Es folgt eine einfache Wahrnehmungsübung. Es ist eine von vielen Möglichkeit, auf spielerisch einfache Weise etwas vom Geschmack der Erdbeere zu kosten. Weiterführende Übungen sollten unter sachkundiger Anleitung einer Lehrerin oder eines Lehrers erlernt werden.

Das innere Meer

Setze Dich bequem hin und mach es Dir mit Decken und Kissen gemütlich. Schließe die Augen und vertraue darauf, dass es natürlich ist, still zu sein. Überlasse Dich dem, was Du wahrnimmst. Du wirst Geräusche wahrnehmen, Deinen Körper spüren, Gedanken und Gefühle erfahren. Wie auch immer, genieße das entspannte Dasitzen und kehre, egal was sich ereignet, immer wieder mit der Aufmerksamkeit zu Dir zurück, zu dem Ozean der Stille in Dir oder zu Deinem Atem.

Tut sich nichts, so verbringe Deine Zeit einfach mit Dasitzen. Fünf bis zehn Minuten sind ausreichend, um in Beziehung mit Dir selbst zu kommen. Der Maßstab

Deines ›Erfolges‹ ist, dass Du Dich dabei gut und geborgen fühlst. Lass schließlich die Außenwelt langsam wieder zu Dir kommen und öffne die Augen.

Die Blüte

Dies ist eine einfache Visualisierungsübung. Nimm eine bequeme Sitzhaltung ein. Gib Deine Aufmerksamkeit einer zarten Lotusblüte, die sich im Brustbereich öffnet. Bleibe einige Minuten sitzen, ohne eine bestimmte Vorstellung aufrecht erhalten zu wollen. Sei einfach da. Danach öffne behutsam die Augen, recke und strecke Dich ein wenig und wenn Du magst, räkle Dich wie eine Katze.

Weiblichkeit und Yoga

Yoga ist heute gewöhnlich von einer asketischen und sehr disziplinierten Tradition des Hatha-Yoga geprägt. Die Zeiten des Matriarchats, also einer von weiblichen Werten erfüllten Gesellschaft, sind lange vorüber. Patriarchalische Formen, die mehr dem Mönchsleben zuzuordnen sind, haben auch die westliche Art, Yoga zu üben, weitgehend beeinflusst.

Daneben gibt es aber auch die vedisch-tantrische Tradition, die der Devi in all ihren Aspekten und Ausdrucksformen Ehre erweist. Die Frau als spirituelle Lehrerin und Initiatorin von Erfahrung und Wissen ist darin dem Mann ebenbürtig oder wird sogar wegen ihrer Weisheit, Intuition und der Vermittlung der Werte des Herzens besonders geehrt. Der spielerische und leichte Umgang mit Wissen steht dabei im Vordergrund.

Die Werte der Weiblichkeit zu beleben, liegt auch im Interesse der Männer, die heute sehr häufig einseitig maskulin orientiert sind. In unserer Gesellschaft sind Frauen hingegen zur Anpassung an ein rational betontes Weltbild gehalten und können so selten Intuition, Weisheit, Liebe und Wissen als Essenz der Weiblichkeit einbringen. Seit einigen Jahren findet jedoch ein Umdenken statt. Wir leben in einer Zeit des Umbruchs.

Es spricht überhaupt nichts dagegen, Yoga-Übungen auf schöne und sinnliche Art zu praktizieren. Es bleiben dieselben Übungen, doch es gilt das Goethe-Wort: *Das Was bedenke, mehr das Wie.*

Mutter Natur, Devi, die Göttin, wünscht sich auf anmutigste Weise Freude und Erfüllung. Wenn Männer und Frauen Yoga praktizieren, um ihr zu dienen, sie zu ehren, dann bekommen ihre Übungen eine eigene Schönheit. Tanz- und Bewegungsformen von Männern und Frauen sind unterschiedlich. Das ist natürlich. Gerade Frauen möchte ich dazu ermutigen, ihren eigenen Stil zu finden.

Die Anfänge des Yoga liegen weit zurück. Es wird vermutet, dass die alten Yogis einen natürlichen Ausgleich für das lange Sitzen benötigt haben, denn in ihren Höhlen im Himalaja saßen sie lange und tief versunken in der transzendenten Seligkeitserfahrung des Samadhi. Tieren und Naturerscheinungen schauten sie sich Körperübungen ab. Viele Yoga-Stellungen sind nach Tieren benannt.

Lassen wir doch das genussreiche Räkeln von Katzen einfließen, wenn uns danach zumute ist. Lassen wir uns doch den Baum fühlen, wenn wir im Yoga oder beim Tanzen die innere und äußere Balance erstreben. In der eigenen Mitte ruhen, beweglich sein, jedes Mal neu hinfühlen, *wie* wir heute, an *diesem* Tag, unser Fest gestalten wollen.

Anmut

Wenn Du bei Deinen Yoga-Übungen die Arme hebst, so tue dies in einer spielerischen, tänzerischen Bewegung. Erinnere Dich an die Haltungsübungen, die im Kapitel Tanzen beschrieben wurden. Fühle den Diamanten im Herzen und die feine Gold- oder Silberschnur, die Dich zum Himmel zieht. Fühle die Aufrichtung aus dem Brustraum. Das Becken ist in der vorgeneigten Position. Bist Du bereits Tänzer oder Tänzerin, so wirst Du das wohl ganz automatisch tun. Sonst spiele einfach ein wenig damit oder übe eine Zeitlang vor einem Spiegel.

Sinnesfreude ist das Erleben mit allen Sinnen: der erste Schnee, Sonnenstrahlen auf der Haut, Meeresrauschen, Blütenduft. Ayurveda ordnet all diesen Eindrücken und Erfahrungen eine heilende Wirkung zu. In der vedischen Astrologie wird Chandra, dem Mond, das weibliche Prinzip zugeordnet und mit allem rhythmischen Geschehen in Verbindung gebracht – auch der Wechselhaftigkeit. Spaziergänge im Mondlicht stärken den weiblichen Aspekt. Surya, die Sonne, wird dem männlichen Prinzip zugeordnet. Die Sonne energetisiert und belebt.

Gönnen Sie sich die Sinnesfreude, Yoga in einem sauberen, gut gelüfteten Raum oder in der freien Natur zu üben. Wählen Sie einen lichtdurchfluteten oder schattigen Platz aus, doch keineswegs das pralle Sonnenlicht, besonders nicht zur Mittagszeit.

Wenn Sie sich eine schützende Hülle wünschen, dann gönnen Sie sich die. Frauen vermissen manchmal den mütterlichen Aspekt. Hüllen sie sich in eine ganz feine Woll- oder Baumwolldecke und ruhen nach den Übungen eine Weile im Liegen aus. Hüllen Sie sich bei längeren Übungen auch im Sitzen ein, wenn Sie mögen. Das ist dann Ihre Höhle. Suchen Sie Ihre eigenen Möglichkeiten, die äußere Umgebung so zu gestalten, dass Sie sich wohlfühlen. Hüllen Sie sich in natürliche Düfte ein oder entzünden Sie Lichter, wenn Sie mögen. Genieße Sie es, Zeit für sich zu haben.

Männlichkeit und Yoga

Das System des Hatha-Yoga, wie es aus Indien in die westliche Welt getragen wurde, ist einem männlichen Kulturerbe entsprungen, das sich in den letzten Jahrtausenden vorwiegend an Idealen von Disziplin und Askese orientiert hat. Der tantrische Aspekt und die Prinzipien mühelosen Übens gerieten dabei in Vergessenheit.

Die Übungen sind eher dem männlichen Körperbau und seinen Bedürfnissen angepasst als dem weiblichen. Als Beispiel seien Übungen genannt, die eine sehr kräftige Bauch- und Schultermuskulatur erfordern. Der weibliche Körper ist anders strukturiert.

Die Basis des Yoga sind sanfte Übungen zur Wahrnehmung und zum Spüren des Körpers. Sie dienen der Bewusstwerdung, einer besseren Körperwahrnehmung und einer erweiterten Sensibilität für subtile Energien. Diese Übungen sind für Männer und Frauen gleichermaßen bereichernd. Die feinstoffliche Lebensenergie Prana und das feinste Stoffwechselprodukt Ojas werden durch sie besonders belebt.

Entsprechend dem ayurvedischen Prinzip, die Doshas auszugleichen, ist es auch eine Basis des Yoga, durch geeignete mentale und körperliche Übungen, das Luftprinzip Vata in den Gelenken zu balancieren. Beweglichkeit ist nicht nur eine Sache körperlichen Übens. Durch ayurvedische Anwendungen für den Körper und mit ayurvedischer Meditation können Geist und Körper erstaunlich beweglich werden. Während längerer Meditationskurse oder durch Pancha Karma,* bessert sich auch die Beweglichkeit des Körpers. Die Körperseele wird als eine Einheit angesprochen.

Das Ziel des Yoga ist Einheit. In Einklang mit der eigenen Natur zu leben, liegt jenseits von männlich oder weiblich.

Yoga für Zwischendurch

Es gibt vielfältige Möglichkeiten, Yoga im Alltag für eine kurze Regeneration zwischendurch zu nutzen. Büro, Haushalt, Autofahrten, Gartenarbeit und viele

*ayurvedische Kur

andere Tätigkeiten beanspruchen die Konzentration und bestimmte Muskelgruppen nur einseitig. Die Übungen, die ich hier vorstelle, sind vereinfachte Teile ausführlicher Übungsprogramme. Sie können einzeln ausgeführt oder in einen Gesamtablauf integriert werden. Sie können sich auch eine Reihe von Übungen aneignen und diese je nach Bedarf nach dem Baukastenprinzip variieren.

Augen

Setze Dich bequem und gerade hin. Erwärme die Handflächen durch Reiben der Hände und lege sie Dir leicht gewölbt über die Augen. Genieße die Wärme und Dunkelheit eine Weile. Lege Deine Hände nun mit den Handflächen geöffnet nach oben auf die Beine oder Deine Knie. Dann öffne die Augen.

Bewege die Augen nun sehr leicht und ohne Dich anzustrengen nach links und nach rechts, als ob du den Horizont entlang fährst. Weil dabei die Mittellinie des Körpers überkreuzt wird, verhilft diese Augenübung nicht nur zu besserem Sehen, sie verbessert auch die Koordination der Gehirnhälften und trägt so zur Lösung von Blockaden bei. Das Denken wird klarer und geordneter.

Atme langsam und entspannt in Deinem natürlich Atemrhythmus und koordiniere die Bewegungen der Augen mit Deinem Atem. Gehe mit den Augen etwa fünf Mal zu jeder Seite. Falls Du es Anfangs schwierig findest, die Bewegungen mit dem Atem zu koordinieren, warte damit, bis es Dir leichter fällt.

Die Augen bewegen sich immer nur bis an den Punkt, an dem es noch angenehm ist. Wenn sie nicht spontan der Richtung folgen, die wir wollen, lassen wir sie frei. Diese Blockaden lösen sich mit fortschreitendem Üben. Eine kleine Hilfe ist es, wenn Du mit den Händen zunächst die Richtung vorgibst und die Augen den Handbewegungen folgen lässt, z. B. führt die Hand waagrecht vor Deinen Augen nach links und rechts.

Blicke abschließend geradeaus und bedecke die Augen dann wieder mit den angewärmten und gewölbten Handflächen. Dann folgt erneut eine Phase der Entspannung, in der Du still dasitzt und die Hände bequem ablegst. Deine Aufmerksamkeit ist bei den Augen. Abschließend nimm den ganzen Körper wahr. Lege Dich hin und ruhe aus, wenn Du magst.

Diese Übung kann variiert werden, indem man die Augen kreisen oder eine liegende Acht nachziehen lässt.

Shavasana

Shavasana ist die klassische Übung am Anfang und am Ende von Yoga. Sie ist sehr regenerierend und erfrischend und kann mit vielen anderen Übungen kombiniert werden. Sie ist auch gut zur Entspannung zwischendurch und für die Zeit vor dem Einschlafen geeignet.

Lege Dich flach auf den Rücken. Die Beine sind ausgestreckt. Die Füße liegen etwas auseinander und fallen locker nach außen. Die Arme liegen locker neben dem Körper, die Handflächen zeigen nach oben.

Nimm wahr, welche Teile Deines Körpers dabei den Boden berühren. Richte Deine Aufmerksamkeit auf verschiedene Körperteile und den Körper als Ganzheit. Achte darauf, möglichst gerade und bequem zu liegen. Verändere eventuell Deine Lage, wenn da etwas noch nicht bequem ist. Benutze eventuell kleine Kissen oder eine zusammengefaltete Decke, um wirklich bequem zu liegen.

Gehe mit der Aufmerksamkeit wiederholt zum Körper und, wenn Du magst, zur Atmung. Liege so eine Weile regungslos da.

Das A

Breite Deine Arme nach vorne zu einem A aus und nimm die Schultern ein wenig zurück. Es ist eine Bewegung, als wolltest Du die Welt umarmen. Wenn Du magst, sprich dazu laut, leise oder stumm ein »A«.

Dies ist eine Bewegung des Öffnens, die auch beim Tanzen eine tragende Rolle spielt. Sie gleicht Arbeiten mit nach vorne geneigtem Oberkörper aus. Zugleich kannst Du Dich dabei an der Energie des inneren Aufrichtens und an der feinstofflichen Herzenergie erfreuen.

Körper

Lockere die Schultern. Ziehe sie zu den Ohren hoch und senke sie wieder ab. Bewege den Kopf einige Male sehr sanft von oben nach unten, neige ihn im Rhythmus Deines Atems leicht zu den Schultern. Kreise mit den Schultern. Mache nach einigen Bewegungen eine Pause, schließe die Augen und lass Deine Aufmerksamkeit zu dem Körperteil hinwandern, den Du gerade bewegt hast. Sei sehr bedacht und behutsam in allen Bewegungen. Sei langsam.

Auf ähnliche Weise kannst Du Deinen Beinen und anderen angespannten Stellen des Körpers Erleichterung verschaffen. Prinzipiell sollte Yoga jedoch immer ein ganzheitliches Üben sein. Der gesamte Körper sollte einbezogen sein. Eine Nackenverspannung benötigt Verbesserung der gesamten Muskulatur und der inneren und äußeren Haltung. Verwende diese Zwischenübungen, die nur einzelne Körperteile ansprechen, deshalb sparsam und widme Dich umso mehr dem ganzheitlich orientierten Yoga.

Tageszeiten und ayurvedische Routine

Ayurvedische Bücher geben gute Anregungen zur Gestaltung einer geeigneten Lebensführung. Deshalb möchte ich hier lediglich auf die Bedeutung der Tageszeiten für Asanas und Pranayama näher eingehen.

Der Morgen, die Zeit des Erwachens in der Natur, wenn die ersten rötlichen Strahlen der im Osten aufgehenden Sonne den Tag begrüßen, bietet eine wunderbare Möglichkeit, diese Frische und Stille mit Yoga in den Tag hineinzutragen. Prana, das feine energetische Lebenselixier, lässt sich bei den Übungen um diese Tageszeit besonders gut aufnehmen.

Für die Langschläfer darf es auch einmal ein Dehnen und Sich-aus-dem-Bett-Räkeln sein. Ein Morgenritual mit einem meditativen Tanz im Sitzen hebt ebenfalls die Stimmung und lässt den Duft des Morgens erahnen.

Im Stapathya-Veda, der vedischen Architektur, wird empfohlen, den Körper so häufig wie möglich nach Osten auszurichten. Gebäude sollten, besonders in Hinblick auf den Eingang, nach Osten ausgerichtet sein und eine harmonische und sinnvolle Einbettung in die Umgebung haben. In der Ausrichtung nach Osten ›funkt‹ das menschliche Gehirn. Es entwickelt Impulse, die für die Körperfunktionen gesund sind. Der Körper erfährt diese besondere Unterstützung durch die Ausrichtung seines Magnetfeldes auf das Magnetfeld von Mutter Erde.

In der aufgehenden östlichen Sonne wird Sattva* erfahren, eine besonders aufbauende, nährende und Glück schenkende Qualität. Die Seele erlebt dabei Freude als Liebesfunken.

Es gibt eine natürliche Präferenz bestimmter Tageszeiten, doch ein Muss sollte es für die Zeiten des Übens nicht geben. Natürlich ist es wünschenswert, den traditionell empfohlenen Zeiten den Vorzug zu geben. Zudem gewöhnt

*Die vedische Lehre beschreibt drei Gunas (Qualitäten oder Kräfte): Sattva, Rajas, Tamas.

sich der Körper wie an bestimmte Essenszeiten so auch an seine Zeiten für Entspannung. So entsteht eine Routine, die letztlich Energie spart. Die Körperintelligenz meldet, wann es an der Zeit ist. Die kleine Anstrengung, mit den Übungen zu beginnen, schwindet. Für die meisten ist es ideal, mindestens ein bis zwei Mal am Tag eine Zeit von etwa einer Viertelstunde fest einzuplanen. Steht mehr Zeit zur Verfügung, kann natürlich auch länger geübt werden.

Yoga-Übungen sollten nicht mit vollem Magen gemacht werden. Ein Tee, etwas Saft oder ein kleiner Keks dürfen sein. Die Zeit vor dem Abendessen, sowie der frühe Morgen werden für Meditation und Yoga besonders empfohlen.

Zum Ausklang des Tages und zur Einstimmung auf die Nachtruhe bieten sich einige Übungen an, die ich hier vorstellen möchte. Ich verwende gerne das japanische Heilströmen in Verbindung mit Shavasana oder mache einige Asanas, Heilübungen, spirituelle Übungen oder bete.

Shavasana-Atmung

Nimm zunächst Shavasana ein und ruhe. Dann lege die Hände nacheinander zuerst auf den Unterleib, dann auf den Bauch, unter die Brust und unter den Halsbereich. Bleibe in jeder Position für einige Minuten und fühle, wie der natürliche Atem Deinen Körper bewegt.

Der natürliche Atem bewegt sich vom Bauch über die Brust bis hoch zur Nase (Kopfraum) und zurück. Bitte forciere den Atem nicht. Das ist sehr wichtig. Lass Deinen Atem spontan und leicht fließen. Am Umkehrpunkt der Atemströme kannst Du eine natürliche Stille-Pause im Wechsel der Bewegung von unten nach oben und zurück wahrnehmen.

Möglicherweise hast Du diese Wahrnehmung zu Beginn des Übens noch nicht, doch nach und nach wirst Du diesen Punktwert wahrnehmen. Dieser kleine Schöpfungsimpuls, der zuerst in sich ruht, wird sich zur Fülle des Erlebens ausdehnen und Dich nähren und beleben.

Innere Weite

Bei nervöser Unruhe und zur Beruhigung beim Wechsel von der Tagesaktivität zur Schlafenszeit tut besonders die Bauchatmung gut.

Yoga wie auch Tanzen bevorzugen das Atmen und Bewegen aus der Mitte. Lege die Hände links und rechts neben den Nabel. Die Bauchdecke hebt und senkt sich sacht unter Deinen Händen. Die Fingerspitzen bewegen sich dabei ein wenig auseinander. Stell Dir vor, wie der Atem in den Bauch hineinfließt.

Diese Übung sollte angenehm sein und sich ohne Anstrengung durchführen lassen. Viele Frauen kennen diese Art des Atmens vom Geburtsvorbereitungskurs.

Die vorgestellten Übungen sollen Sie auf den Geschmack bringen. In ihrer ganzen Tiefe und ihrem Variantenreichtum können sie in diesem Rahmen nicht vermittelt werden. Am besten lernt man Yoga-Übungen natürlich unter persönlicher Anleitung. Yoga ist etwas sehr Feines und Subtiles, das mit der Sprache nur unzulänglich erfasst werden kann. Das gilt für Atemübungen noch viel mehr.

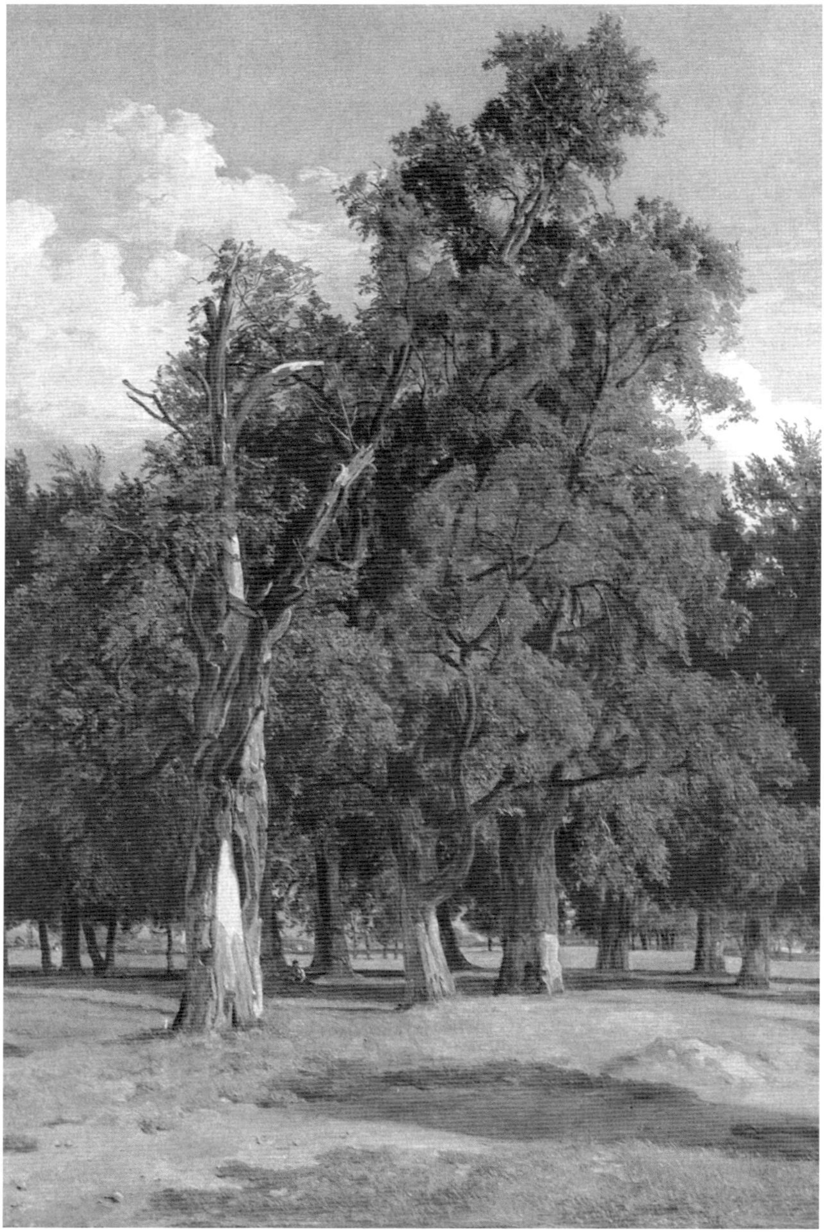

4

Meditation und vedische Philosophie

Das Rauschen der Bäume

Ein warmer Sommertag. Ich kehre von einem Badeausflug an den Weserstrand zurück. Feiner, üppiger Sand, Muschelsuche und Ausruhen, viel Sonnenschein mit fast südlicher Atmosphäre und der Illusion, am Sandstrand eines Meeres zu sein, haben dem Tag Urlaubsflair verliehen. Fast sind mir Sonne und Hitze zu viel geworden, doch andererseits genieße ich nach zuvor regnerischen und kühlen Tagen den Sommer.

Seit einigen Wochen bin ich in einer Meditationsakademie. Mein behagliches Zimmer befindet sich in ei-

Ferdinand Georg Waldmüller: Alte Ulmen im Prater. 1831. Öl auf Holz, 31 x 26 cm (Ausschnitt)

nem kleinen Bungalow unter schattigen Bäumen, die mich mit ihrem Rauschen empfangen. Ich setze mich, um die gewohnte Mantra-Meditation auszuüben. Unversehens wird das Rauschen der Bäume zu meiner Meditation. Durch das geöffnete Fenster weht ein Windhauch, erste Regentropfen fallen. Die Erde atmet einen erdig-warmen Duft zu mir hin. Und wieder das Rauschen der Bäume. Vogelgezwitscher und das Rauschen der Bäume. Stille. Zunehmend gleite ich in einen ruhigen Entspannungszustand. Er lässt mich im einfachen Dasein glücklich sein. Ohne Erwartung nehme ich wahr, was um mich herum und in mir geschieht, den Atem, das Rauschen der Bäume, die Düfte, die leichte Decke, die mich einhüllt.

In mir entsteht Zeitlosigkeit, eine Ahnung des stillen Seinsgrundes, die Erfahrung des Daseins an sich. Wie beglückend ist es, nach der Aktivität des Tages Stille und Natur zu erleben. Noch lange möchte ich so sitzen bleiben. Die Zeit vergeht und scheint doch unbeweglich.

> *So rauscht der Baum am Abend, wenn wir Angst vor unseren eigenen Kindergedanken haben. Bäume haben lange Gedanken, langatmige und ruhige, wie sie ein längeres Leben haben als wir… Wer gelernt hat, Bäumen zuzuhören, begehrt nicht mehr, ein Baum zu sein. Er begehrt nichts zu sein, als was er ist.*

Bäume sind Heiligtümer. Wer mit Ihnen zu sprechen, wer ihnen zuzuhören weiß, der erfährt die Wahrheit. Sie predigen nicht Lehren und Rezepte, sie predigen, um das einzelne unbekümmert, das Urgesetz des Lebens.

Hermann Hesse

Obwohl langjährige Meditationserfahrung hinter mir liegt, assoziiere ich Meditation seit diesem Tag mit dem beruhigenden Klang vom Rauschen der Bäume. Ich übe noch immer dieselbe Mantra-Meditation* aus, doch mein Meditationsbegriff hat sich erweitert. Fast wurde ich nach diesem Erlebnis ein wenig übermütig, denn mir schien, als hätte ich das Meditieren soeben selbst erfunden. Und so ganz falsch ist diese Vorstellung auch gar nicht, denn die Quelle des Seins zu erfahren, ist für den Menschen natürlich. Es ist sein Geburtsrecht.

Als reines Sein wird in der vedischen Literatur die allem Leben zugrunde liegende Intelligenz bezeichnet. Ihre Gesamtheit wird als Brahman bezeichnet, der individuelle Aspekt von Brahman in jedem Menschen als Atma. So wie im Samen des Baums bereits der ganze Baum enthalten ist, so ist im Zustand reinen Seins alles bereits enthalten, was im Universum existiert. Zu dieser Quelle des Seins kehren wir von Zeit zu Zeit spontan zurück. Aus

*Ein Mantra ist ein für das Meditieren geeignetes Klangwort.

ihr schöpfen wir unsere Daseinskraft. Mit der Meditation haben wir eine Technik, dies gezielt zu tun. Beide Wege sind ganz natürlich, denn das reine Sein ist unser wahres Selbst. Es gibt viele Namen dafür. Philosophen und Weise vieler Kulturen erfanden Begriffe und dichteten Verse, um das Unbeschreibbare zu beschreiben. Wir könnten es auch die bewegte Stille oder die stille Bewegung nennen.

Stille in Bewegung, Bewegung in Stille. Auch beim Tanzen kann die Erfahrung des Einsseins von Stille und Bewegung entstehen, so wie in der Meditation die Einheit aller scheinbaren Gegensätze erfahren werden kann. Als ich immer häufiger diese Erfahrung machte, habe ich dieses Motiv in meine Tanz-Ausbildung einbezogen. Lange Jahre hatte ich mich schon mit Meditation, Yoga, Ayurveda und Jyotish beschäftigt, nun entdeckte ich dieses Wissen im Tanz neu. Eine Philosophie des Tanzes begann sich zu entwickeln. Auch im Rauschen der Bäume liegt Musik. So war der Rückbezug zum meditativen Geschehen entstanden.

Erfahrungen entziehen sich oft einer Erklärung. Deswegen bevorzuge ich die praktische Arbeit mit mir selber und für andere. Erfahrungen sind individuell. Der Geschmack einer jeden Erdbeere ist ein wenig anders. Kein Tag gleicht dem anderen, keine Lebensphase der anderen, die Beständigkeit liegt im Unbeständigen und im

Augenblick des Daseins. Jeder von uns sieht die Wirklichkeit durch seine eigene Brille: »Die Schönheit liegt im Auge des Betrachters.«

Das ist Fülle, dies ist Fülle.
Aus der Fülle entsteht Fülle.
Nimmt man Fülle aus der Fülle,
bleibt dennoch Fülle.
Om. Friede, Friede, Friede.
Brihadaranyaka Upanishad 5.1.11

Dasein

Eine kleine Übung für zwischendurch: Einfach einige Minuten dasitzen und nichts als dasein. Geräusche wahrnehmen, den Atem, die Umgebung, Gedanken. Und einfach immer wieder zur Fülle des Daseins zurückkehren.

Für den weiteren Einstieg in die Thematik ist ein Meditationskurs empfehlenswert, da es bei Meditation um feinste Nuancen der Wahrnehmung und um die Überprüfung der Erfahrungen geht, um Sicherheit im Üben zu gewinnen.

Was ist Meditation?

Unter Meditation wird eine geistige Übung verstanden, die zum Beispiel ein Mantra, ein Yantra* oder andere Meditationsobjekte verwendet, um subtilere Ebenen des Geistes zu erfahren und im weiteren Verfeinern bis zur Quelle der Gedanken zu kommen, dem Zustand reinen Seins. Dies geschieht im Wechsel von gedanklicher Aktivität und Stille.

Die Mantra-Meditation ist eine traditionelle und bewährte Form des Meditierens. Meditation ist keine Konzentration, sondern ein Freilassen des Geistes. Kontemplative Übungen kommen der Meditation schon näher, sie gehen aber nicht so tief, bleiben mehr im mentalen Bereich und transzendieren das Denken nicht.

Definitionen und Konzepte sind eine Sache, praktische Erfahrung eine andere. In diesem Buch möchte ich in erster Linie Lust machen, den Geschmack der Erdbeere zu entdecken, wobei ich nicht bei Meditation oder Kontemplation stehen bleiben möchte, denn das Sein durchdringt alles Dasein und alle Aktivitäten. Es ist allgegenwärtig.

*geometrische Darstellung, die ein Mantra und seinen Klang bildlich spiegelt

Auch im Alltagsgeschehen ist ein meditatives Erleben möglich. Es stellt sich manchmal spontan ein, etwa beim Betrachten der Natur, beim Alleinsein, in der Stille. In Achtsamkeit und Gewahrsein kann sich dabei die Wahrnehmung verändern. Die Erfahrung des Daseins vertieft das Erleben. In der Einfachheit liegt die Erfüllung. Auch das Rauschen der Bäume kann ein meditatives Erlebnis sein.

Eine meditative Erfahrung können wir genauso beim Tanzen machen. Es genügt, ganz bei sich und frei von Erwartungen zu sein. Es geschieht oder es geschieht nicht. Wir können Impulse geben, indem wir uns für stille Erfahrungen öffnen, für Besinnung und Zufriedenheit, dem inneren Erleben Raum geben. Tiefe Meditationserfahrungen sind eine gute Basis. Die Erfahrungen mögen verschieden sein, doch immer sind es feinere Ebenen des Seins, die sich erschließen.

Die transzendente Erfahrung ist an jedem Ort und in jedem Augenblick möglich. Einer macht sie in der Stille der Bergwelt, wenn er den Gipfel erreicht hat, der andere nach sportlicher Betätigung auf der Ruhebank. Und wieder andere setzen sich einfach nur hin, schließen die Augen und genießen es, für einige Minuten nur da zu sein. Selbst mitten auf einem Marktplatz kann uns die Transzendenz berühren.

> *Was für ein schöner, ruhiger Morgen ist es! Das leise Summen von Insekten, die kühle Luft auf der Haut. Das Atmen – fühlen wir es? Der Körper pulsiert durch Herzschläge. Menschen sitzen still zusammen. Sind wir hier? Ist es im Wesentlichen ein ganzheitliches Lauschen, oder sind wir eingesperrt in unsere privaten Welten des Denkens, Erinnerns, Erwartens? Gibt es irgendwann für einige Momente ein offenes Zuhören, das keine Trennungen zwischen uns schafft? Kann diese summende, atmende, pulsierende Präsenz an die Stelle der Fantasien, der Sorgen und des Verlangens treten?*
>
> Toni Packer

Die Autorin schildert[*] die Erfahrung während einer Schweigewoche. Sie macht das rhythmische, musikalische Summen des Universums fühlbar, den spirituellen Tanz der Natur. Auf einer sehr feinen Ebene des Tanzes wird die musikalische Natur Gottes sichtbar. Spirituelles Tanzen möchte sich mit diesem Pulschlag der Natur in Verbindung setzen und ihn ausdrücken.

Wie bereichernd und belebend kann es sein, allein den Ton einer Klangschale zu hören oder dem Glöckchen der Achtsamkeit zu lauschen. Inneres und äußeres Univer-

[*]Packer, Toni: Das Wunder des Jetzt. Berlin 2004

sum begegnen sich und erleben sich als eins. In Wahrheit sind sie eins. Im Einzelnen, im Rauschen der Bäume beispielsweise, wird die Ganzheit erlebbar, die Vollkommenheit und Fülle allen Seins, sei es auch nur für kurze Augenblicke. Im Rauschen ist die Stille.

> *Ich weiß nicht, ob jemand von Ihnen am frühen Morgen das Sonnenlicht auf dem Wasser bemerkt hat. Wie ungewöhnlich weich ist das Licht, und wie tanzen die dunklen Wasser, der Morgenstern über den Bäumen, der einzige Stern am Himmel. Haben Sie es jemals bemerkt? Oder sind Sie so geschäftig, so von der Alltagsroutine besetzt, dass Sie die reiche Schönheit dieser Erde vergessen oder niemals gekannt haben – dieser Erde, auf der wir alle zu leben haben?*
>
> Krishnamurti

Es ist in der Tat ein Erlebnis, dem Tanz des Wassers zuzusehen. Wasser ist weich und geschmeidig. Es ist ständig in Bewegung. Hinter meinen rauschenden Bäumen befand sich ein kleiner Teich. An einem Regentag ging ich auf dem kleinen waldigen Pfad dort hin. Der herbstliche Duft von Erde, fallenden Blättern und Wasser erfrischte mich. Aus der absichtslosen Naturbetrachtung entstanden auf sehr feiner Ebene Assoziationen und Erinnerungen und dann das bewusster wahrgenommene Erkennen von Einheit. Die sonst stille Oberfläche des kleinen Sees bot zu meinem Erstaunen ein entzückendes Schauspiel. Mir war, als ob ich noch niemals Wellengekräusel gesehen hätte. Ja, doch, als Kind hatte ich es auf dem Heimweg von der Schule am Ententeich gesehen. Ich hatte doch tatsächlich etwas von der Schönheit dieser Erde vergessen.

Konzentrische Wellen, ein Kreis in den anderen übergehend, ein sich ständig wandelndes Wasserbild. Gebannt sah ich dem Schauspiel zu. Mit allen Sinnen nahm ich Atmosphäre und Wasserspiel in mich auf. Die Bewegung des Wassers und die Ausdehnung der Wellenkreise vermischten sich mit meinem inneren Erleben. Mir kam ein Wassertanz in den Sinn, ein Spiel des Lebens.

Mit dem Kräuseln und Wellen des Wassers glätteten sich meine bis dahin sehr bewegten Gedanken. Ich atmete tief ein. Stille dehnte sich aus. In solchen Augenblicken kommt es mir vor, als hätte ich soeben eine neue Meditationsübung erfunden. Ich verweilte in der stillen Freude, dann ging ich weiter, das Regen-Mandala in meinem Herzen.

Klang und Stille

Klang beginnt in der Stille und endet in ihr. Nach vedischem Verständnis besteht die Welt aus Klang. Der Bereich reiner Stille in und zwischen den Klängen ist die Basis. Nada bedeutet Klang. Brahman ist das universelle göttliche Prinzip. Nada Brahman ist der göttliche Klang, das göttliche Urprinzip des Schwingens in Tönen. Der kosmische Urlaut ist OM. Er wird häufig als Nada Brahman bezeichnet.

Nada kann auch ein innerlich auf feinen Ebenen gehörter Ton der Seele sein. Jede Seele hat ihren individuellen Klang. Der Klang der Seele schwingt reiner, wenn wir uns auf Brahman, das reine Sein, einschwingen. Meditation hilft, den Klang unserer Seele wiederzuentdecken. Abweichende Klangmuster, die nicht dem wahren Selbst zugehören, schwingen sich wieder in Harmonie und Einheit mit der Gesamtheit von Körperseele und Kosmos ein.

Ordnung und Harmonie können mit Hilfe harmonisierender Klänge auf unterschiedlichen Wegen erfahren werden, in der therapeutischen Arbeit mit Klangschalen beispielsweise. Doch auch dissonante Klänge sind Teil des

Lebens und können zum Beispiel aufrüttelnd therapeutische Funktion übernehmen.

Es ist sehr wohltuend, einem Bach, dem Wind, Bäumen und Tieren zu lauschen. Viele Menschen wissen aus eigener Erfahrung, die Klänge der Natur lassen den Klang der Seele im Inneren erklingen. Solche Erfahrungen harmonisieren die Hemisphären des Gehirns und öffnen es für ganzheitliches Erleben und Erfahren. Spannungen lösen sich. Die Körperenergie fließt harmonischer. In der Meditation mit sehr feinen und lebensfördernden Klängen, wie es die Mantren sind, kommt diese Wirkung besonders effektiv zum Tragen. Dabei wird innere Wachheit und zugleich tiefe Ruhe erfahren.

Klang und Stille sind in Wahrheit eins. Das individuelle Prinzip vereinigt sich mit der kosmischen Urkraft. Ein innerlich wahrgenommener oder mentaler Klang wirkt dabei ebenso wie ein gehörter. Die Ebenen der Wahrnehmung mögen dabei variieren. Was wir wann und wie einsetzen, ergibt sich aus dem, was wir bewirken wollen. In der Essenz ist das die Erfahrung innerer Stille, die zugleich alle Dynamik in sich trägt.

Im Klangerleben verschmelzen Gegensätze zur Einheit. Tönen, Singen, Summen und die Klangstille begegnen sich und führen uns in die Mitte des Seins. Meditatives und sinnliches Erleben verbinden sich zu einer Brücke über den Fluss ewigen Seins, der sich in den Ozean ergießt.

Schweigen ist nicht die Abwesenheit von Klang... Schweigen ist der Schoß, in dem der Klang gefunden und genährt wird, die Matrix, aus der er in die Welt der Zeit, des Raumes und der Hörbarkeit hinaustritt.

Joanne Crandall

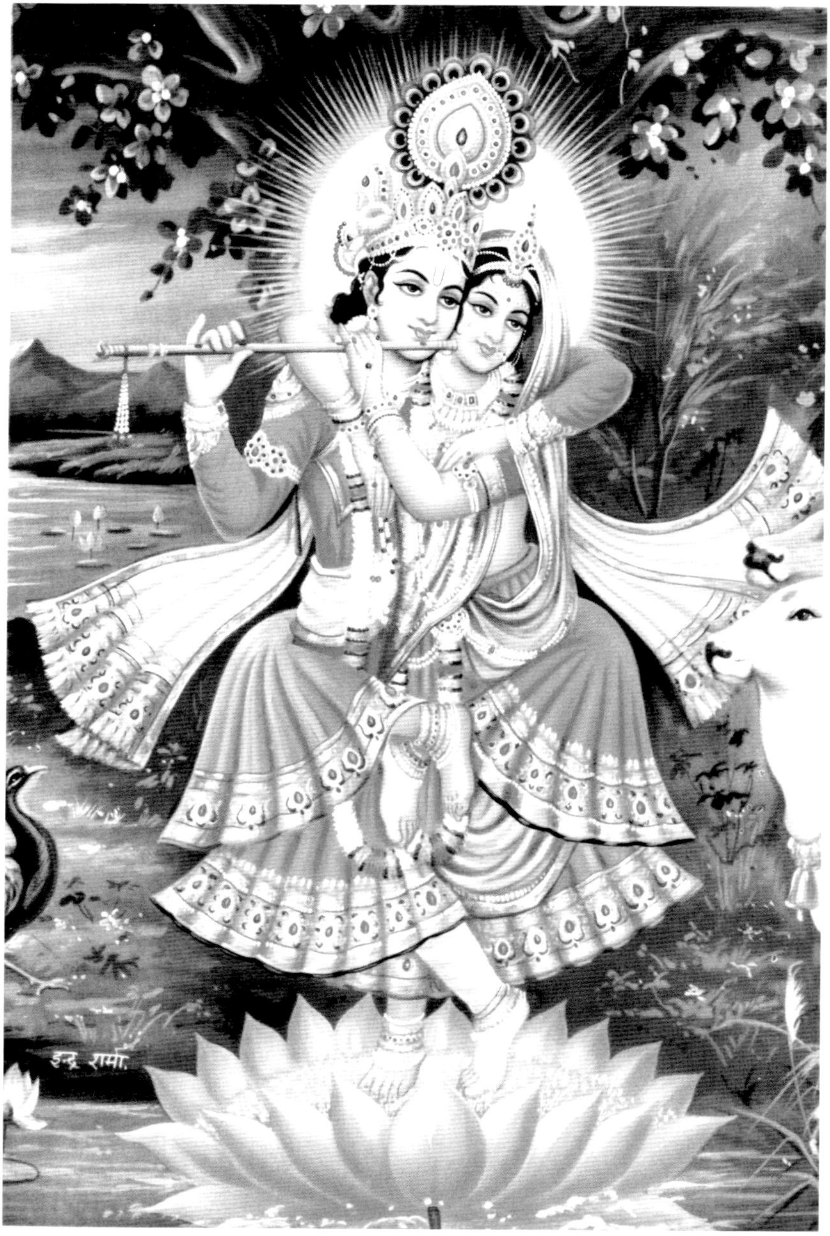
इन्द्र शर्मा

5

Synthese

Von Tanz zu Yoga und zurück

Wie erreichen die Wellen des Meeres den Strand? Meer und Strand sind unterschiedlich und doch in unserem Gedächtnis als Einheit gespeichert. Wenn sich Yoga und Tanz an den natürlichen Prinzipien orientieren, können sie sich gegenseitig bereichern und ergänzen. Unter einem ganzheitlich-heilerischem Aspekt betrachtet, können Tanz, Yoga und Meditation die Grundbausteine eines flexiblen Systems sein, das weitere ganzheitliche Systeme zu integrieren vermag. Auf diesen Aspekt möchte ich im Folgenden näher eingehen.

Die Einheit von Meditation, Yoga und Tanz ist mehr eine Sache der Erfahrung, als dass sie in Worten beschrieben werden könnte. Sie ist. Die Basis allen Lebens, die

Quelle reinen Seins. Das Meer unendlichen Bewusstseins kann in Worten nur umschrieben, aber niemals begrifflich erfasst werden.

Die Einheit, der Stillepunkt ist zwischen den Wörtern und Zeilen zu finden. Meditation ist eine gute Möglichkeit, die Quelle des eigenen Seins, den Bereich der Stille, den Ruhepunkt im Wirbelwind zu erfahren.

Tanz und Yoga können sich begegnen, wie die ewig brandenden Wellen und Ufer. Wir können uns von den tosenden Wellen an die Stille des Strandes tragen lassen oder wir sitzen am Strand und lassen uns von der Brandung in die Unendlichkeit forttragen. Wir können mit dem Tanz beginnen und entdecken, dass er nicht nur Lebensfreude ausdrückt, sondern auch Therapie ist und ein spiritueller Weg. Oder wir beginnen mit Yoga und Meditation und erfahren die innere Kraft der Stille, die sich als Lebenslust ausdrücken will, als Tanz der Elemente. Ganz gleich, von welchem Pol wir beginnen, wenn wir den Weg mit vollem Herzen gehen, werden wir immer dort ankommen, wo sich die entgegengesetzten Pole vereinen. Tanz ist Yoga, Yoga ist Tanz.

In Indien ist es Tradition, dass Tänzer und Tänzerinnen Yoga in ihr tägliches Trainingsprogramm integrieren. Yoga hat aus dem Repertoire des indischen Tanzes geschöpft, so wie auch umgekehrt der indische Tanz von Yoga inspiriert wurde.

Viele Menschen erleben, wie Körperstellungen entsprechend dem Yoga und freie tänzerische Bewegungen spontan aus ihnen heraus entstehen, wenn die Körperseele von Prana, der Lebensenergie, erfüllt ist. Sie nehmen dann ganz natürlich eine Position ein, die ihrem Körper gut tut. Für die Gesten- und Lautsprache gilt das gleichermaßen.

Wenn Yoga und Tanz über Jahre hinweg gleichzeitig geübt werden, erweitern sich natürlicherweise die Grenzen, werden fließender und ein Instinkt für natürliche und wohltuende Bewegungen und Ausdrucksmöglichkeiten stellt sich ein. Ich glaube, selbst wenn das Wissen verloren ginge, würde die Menschheit jederzeit Meditation, Yoga und Tanz aus sich selbst heraus neu erfinden. Im Feld reinen Seins sind alle Möglichkeiten und alles Wissen enthalten und stehen jedem Menschen immer zur Verfügung.

In der vedischen Tradition wurde das Wissen mündlich von Generation zu Generation weitergegeben, um die Reinheit der Lehre zu erhalten. Die spirituellen Techniken galten und gelten als sehr kostbar und die Schüler hatten mancherlei Prüfungen zu bestehen, bevor sie vom Meister in die subtilsten Bereiche des Wissens eingeweiht wurden.

Im Westen gibt es heute die Tendenz, Yoga als eine Art Gymnastik zu betrachten. Ohne die Lebensphilosophie der Einheit und den daraus entspringenden Kontakt zum reinen Sein wäre Yoga jedoch nur eine inhaltsleere

Bewegungsform. Veda, so kann man sagen, ist der feinste Aspekt von Yoga.

Wenn sie auch auf den ersten Blick unterschiedlich erscheinen, so haben Tanz, Yoga und andere Bewegungssysteme doch viele Ähnlichkeit. Das Spektrum menschlicher Bewegungsmöglichkeiten ist durch die Struktur unseres Körpers natürlicherweise begrenzt. So ist es nicht erstaunlich, in verschiedenen Systemen dieselben Bewegungsformen zu finden. Der Unterschied liegt darin, wie die Bewegungen ausgeführt werden und mit welchem Ziel. Yoga-Übungen laden ein, die Langsamkeit zu entdecken und Achtsamkeit zu entwickeln. Die positiven Auswirkungen auf die körperliche Gesundheit sind mehr ein beiläufiges Geschenk. Gymnastik ist ganz auf die gezielte Stimulation des Körpers gerichtet, um seine Ressourcen zu aktivieren und das System fit zu machen, wobei heutzutage der mentale Aspekt gewöhnlich auf die Verminderung von Stress verkürzt wird.

Wenn Bewegung aus sich selbst heraus geschieht, dann lassen wir geschehen, was geschehen möchte. Eine bestimmte Geste oder Bewegung, die vom Tanz bekannt ist, in Yoga wiederzuentdecken, kann ein Erlebnis sein. Umgekehrt gilt das auch. Im therapeutischen und heilenden Bereich bietet das flexible Möglichkeiten. Wissen wir, dass eine bestimmte Bewegung gut tut und hilft, bestimmte Bereiche des Körpers in Balance zu bringen und zu heilen, so können wir sie in Tanz oder Yoga vermitteln, je nach Interesse und Bedarf.

Yoga kann getanzt werden, aber man sollte nicht versucht, es zu tun. Wenn sich aus Yoga spontan eine weichfließende tänzerische Bewegung entwickelt oder aus Tanz eine veränderte innere und äußere Haltung, die an Yoga erinnert, sind wir an der Basis, welche die Vielfalt eint. Dann haben wir Yoga im ureigensten Sinn verwirklicht, denn Yoga bedeutet Einheit. In dieser Einheit erkennen wir, dass jedes Teilchen dieser Schöpfung untrennbar mit jedem anderen verbunden ist. Dann sind wir in der Mitte der Fülle des Seins und alle Wertmaßstäbe, Denkkonzepte und die Illusion der Trennung lösen sich im Licht der All-Verbundenheit auf.

Ganzheitliche Systeme

Seit Jahren studiere ich die Gemeinsamkeiten ganzheitlicher Systeme. Von diesen erstaunlichen Entdeckungen im Detail zu berichten, muss einem anderen Buch vorbehalten bleiben. An dieser Stelle ist nur Raum, das Wesentliche anklingen zu lassen.

Es gibt bekanntlich nichts Neues unter der Sonne. In neuen Systemen kommt oft Altes in neuem Gewande. Bei näherem Hinschauen entdeckt man uraltes Wissen. In unserer Zeit werden feinstoffliche Energien wieder entdeckt, ihre Bahnen, die Meridiane, und ihre Zentren, die im Ayurveda Marmapunkte heißen, in der chinesischen und tibetischen Medizin Akupunkturpunkte. Die modernen energetischen Therapien, die zunehmend Bedeutung erlangen, verbinden diese Systeme mit ihrem Wissen um die Funktionsweise der Körperseele mit Herangehensweisen, die den heutigen Menschen entgegenkommen.

Heilwissen ist die Basis ganzheitlicher Systeme. Da jeder Mensch anders ist, können sich unterschiedliche Systeme durchaus bereichern und ergänzen. Doch die Anwendung der Methoden sollte stimmig sein, und es sollte einen Bezugsrahmen geben, innerhalb dessen die Experten der einzelnen Bereiche hilfreich zusammenarbeiten können. Die Gezeiten des Meeres, die Rhythmen der Natur, die ewige Pendelbewegung des Lebens im Aus- und Einatmen könnten unser Vorbild sein. Ganzheitliche Arbeit wird so zur Heilarbeit, zur Therapie.

Eine Freundin lehrte mich einfache Bewegungen des Tai Chi, das wie Yoga auf der Kenntnis feiner Energien beruht. Mit Erstaunen entdeckte ich dabei zahlreiche Elemente, die mir aus Yoga und Tanz vertraut waren. So können Elemente aus verschiedenen Bewegungssystemen Varianten liefern, die den Rahmen der Möglichkeiten sinnvoll erweitern und bereichern und so besonders auch in der therapeutischen Arbeit kreative Lösungen ermöglichen.

Die Köperseele hat die Tendenz, in die Einheit, die Stille, die Ganzheitlichkeit einzutauchen und ebenso natürlich wieder aus ihr herauszukommen. Die Tendenz des Geistes führt spontan nach innen, die des Körpers ebenso spontan nach außen. Beide ergänzen sich wie Einatmung und Ausatmung. Im Geschehenlassen des natürlichen Ablaufs entstehen die unvergesslichen Momente jenseits von Zeit und Raum. Die Wellen begegnen dem Strand. Im ewigen Rauschen des Meeres erfahren sie, dass sie verschieden von ihm und doch eins mit ihm sind.

Der Tanz der Devi

Diese Übung ist besonders bei Schwierigkeiten mit dem Stehen oder Gehen geeignet oder wenn Du es Dir mal bequem machen möchtest. Sie vermittelt die östliche Art, mit dem ganzen Körper zu tanzen. Sehr geeignet ist dazu entspannende oder fernöstlich-japanisch inspirierte Musik mit Glöckchen.

Setze Dich in entspannter Haltung auf einen Stuhl oder im Schneidersitz auf eine Matte. Ein kleines Kissen, das untergeschoben den Beckenbereich stützt, hilft, gerade zu sitzen, ohne sich anzustrengen. Auf dem Stuhl ist ein Sitzkeil hilfreich.

Die Hände und Arme liegen zunächst gelöst mit nach oben gerichteten Handflächen auf den Beinen. Lausche der Musik und genieße die Klänge. Sei bei Dir. Atme einige Male bewusst und entspannt tief durch.

Fühlst Du die Klänge und Töne, wie sie sich entfalten und den Raum mit ihren Formen füllen? Die Glöckchen erinnern an Springbrunnen. Klangwellen perlen auf, heben und senken sich.

Beginne sanft, Dich ein wenig im Rhythmus zu wiegen, zu dehnen und zu strecken. Dann male mit Armen und Händen die Musik und Deine Empfindungen. Gib Deinem Körper die Freiheit, sich so zu bewegen, wie er mag und wie es nach Deinem Empfinden der Musik entspricht. Fortgeschrittene steigern ihren Ausdruck durch den Wechsel von Anspannung und Entspannung in den Armen. Wie Wellen breitet sich die Spannung vom Schulterbereich bis in die Fingerspitzen hinein aus und löst sich wieder.

Fühle die Göttin in Dir oder den Tanz des Shiva. Entspanne zwischendurch, lockere die Schultern und Arme bei Bedarf oder leg sie einfach ab und bleib still im Musikgenuss bei Dir. Zeit für Dich.

Veda-Yoga

Meinen besonderen Umgang mit Yoga bezeichne ich mit dem Begriff Veda-Yoga. Richtig ausgeübt tut Yoga Seele und Körper gut, denn er trägt ein großes Heilpotential in sich. Im eigentlichen Sinne ist Veda-Yoga Körperarbeit, die sich an den Prinzipien des Yoga orientiert, energetische Komponenten des feinstofflichen Körpers sowie der Aurahüllen berücksichtigt und sich aus der Erfahrung mit dem spontanen Fließen des Prana entwickelt. Die Energie wird so geführt, dass ein wohltuender Effekt für Körper und Seele entsteht und ein freies Atmen und leichtes, angenehmes Körper-Seele-Empfinden anklingt.

Veda-Yoga ist ein Teil meiner ganzheitlichen Methode, die Klangerleben, Energiearbeit, Kommunikation, meditative Erfahrung und Tiefenentspannung, Tanz und andere Formen der Körperarbeit, sowie Ayurveda integrieren. Wichtige Elemente dabei sind auch Überkreuz- oder gegenläufige Bewegungen und die Begradigung des Körpers.

Yoga, nach den Prinzipien von Leichtigkeit und Freude ausgeübt, verbessert die Körperwahrnehmung. In der Achtsamkeit entwickelt sich die Empfindung dafür, welche Yoga-Übungen besonders gut tun und wie sie ausgeführt werden sollten. Grundlage sind die natürlichen Prinzipien von Seele und Körper. Übungen, die angenehm sind und zu den individuellen Gegebenheiten des betreffenden Menschen passen, werden bevorzugt. Geeignete Massageformen und andere energetisierende Maßnahmen können zusätzlich heilend und wohltuend sein.

Übungen sollten nicht unterschätzt werden, weil sie einfach sind, denn gerade in der Einfachheit liegt ihre Effizienz. Mit minimalem Aufwand kann viel erreicht werden. Für Yoga gilt: Tue weniger und erreiche mehr; für die Meditation: Tue nichts und erreiche alles.

Auch in der Meditation beginnt Prana, frei in den feinstofflichen Energiezentren zu zirkulieren. Deshalb machen viele Meditierende die Erfahrung, dass sich der Körper spontan so wendet und dreht, wie es ihm gut tut. So ergeben sich durch die natürlichen Selbstheilungskräfte spontan Asanas. Körper und Seele haben an sich die Tendenz, Verspannungen und Stress abzubauen. Wir schaffen dafür lediglich die geeigneten Bedingungen. Heilend ist immer der im Menschen innewohnende Funke des Göttlichen. Heilig sein ist eine erhöhte Form des Heilseins, des Gesundseins.

Durch die Aktivierung des Prana-Flusses wird eine Entgiftung der Körperseele ausgelöst. Die Körperbewegungen werden anmutiger, eine bessere Beweglichkeit stellt sich ein. Nach dem Lösen neuromuskulärer Verspannungen und Knoten verteilt sich die feinstoffliche Energie über die feinstofflichen Energiezentren im ganzen Körper. Nadis, feinstoffliche Energiekanälchen, werden geöffnet. Bildlich gesprochen weben die feinen Ebenen zwischen Körper und Seele hin und her, um das natürliche Fließgleichgewicht der Energien wieder herzustellen.

Asanas wirken über den Körper auf den Geist. Die Meditation beschreitet den umgekehrten Weg. An einem Verbindungspunkt nahe der Transzendenz treffen sich die beiden, Atmung und Stoffwechsel verfeinert sich spontan. Im energetischen Fließen auf feineren Ebenen lösen sich Verspannungen. Heilung geschieht. Je näher wir uns dem Feld reinen Seins nähern, umso lichtvoller wird die Aura. Die Essenz des Heilens ist Licht, und Licht ist Liebe. Energiearbeit wird von dieser Quelle genährt. Seit Menschengedenken wird es als natürlich angesehen, heilende Energien in sich zu tragen und weiterzuentwickeln. Die feinstofflichen seelischen und körperlichen Energien anderer Menschen können hellsichtig wahrgenommen werden. So können Menschen einander durch heilende Berührung, Gespräch und die Auswahl geeigneter Übungen helfen.

Über das Urteilen und Verurteilen hinauszuwachsen, ist eine Lebensaufgabe. Damit meine ich nicht, für sich selbst keinen Wertmaßstab zu haben. Das ist etwas anderes. Ich meine die Bewertung anderer anhand äußerer Eindrücke. Erkrankungen oder Leiden sagen nichts darüber aus, auf welcher Bewusstseinsebene ein Mensch ist. Das zu wissen hilft, kein einseitiges Heil-Ideal entstehen zu lassen.

Es gibt viele Lernaufgaben und Übungsfelder im Leben eines Menschen. Nach karmischer Auffassung hat sich der betreffende Mensch diese Übungsfelder gewählt, um sich weiterzuentwickeln. Das gilt auch für Krankheiten oder körperliche Probleme. Der erste Schritt ist, anzunehmen und sich dem Körper liebevoll zuzuwenden. Möglicherweise zeigen sich dann neue Wege, das Leben bewusster zu erleben und seelisch zu reifen.

Heilung ist ein Geschenk. Wir sollten es nicht erwarten, sondern unser Bestes tun, Wege der Heilung zu beschreiten. Innerliches loszulassen, wann immer es möglich ist, ebnet den Weg. Loslassen ist oft eine der schwierigsten Aufgaben. Zufriedenheit, Glücklichsein und Zuversicht liegen nicht im äußeren Gesundsein und in äußeren Erfolgen, sie sind im Inneren zu finden.

In Wahrheit ist jeder Körper das Universum.

Mahanirvana-Tantra

Heil-Sein

Der Wunsch nach Heilung ist tief im Menschen verankert. Für den Verstand ist es schwer hinzunehmen, dass wir anscheinend immer nur auf dem Weg zum Heil-Sein sind. Eben noch scheint unser Ziel Gesundheit, Geborgenheit, Freude und Fülle so nahe – schon verschwindet es um die Ecke und scheint in die Ferne zu rücken.

Selbst im Auge des Hurrikans ist es möglich, in sich selbst ruhend heil zu sein. Heilung und Ganzheit zu erleben, ist mehr eine Sache des Bewusstseins, als ein körperlicher Zustand. Bewusstsein ist die Basis.

Die Natur stellt uns im Bereich des Heilens in großer Auswahl und Fülle Geschenke zur Verfügung: Klänge, Licht, Luft, Wasser und Edelsteine, um einige zu nennen. Sie alle können zu Elementen des Tanzes werden, denn das Leben ist ein Tanz.

Im Ayurveda wird der Tanz der Doshas beschrieben. Sind die drei Doshas Vata, Pitta und Kapha in ausgewogener Balance, ist der Mensch geistig und körperlich gesund. Die Doshas sind je nach Konstitutionstyp unterschiedlich verteilt. Das Ziel des Ayurveda ist es, im Einklang mit der eigenen Prakriti, der individuellen Verteilung der Doshas, zu sein. In einem weitergehenden Sinne gibt es auch in Beziehungen und in jeder Handlung eine Ausgewogenheit der Doshas. Dabei haben die Doshas die Tendenz zum Ausgleich, wenn sie nur ihrer eigenen Natur überlassen werden. Deshalb geschieht Heilung von selbst, wir schaffen nur den natürlich Rahmen, damit sie geschehen kann.

Im Tanz der Doshas sind wir ganz nahe an der Quelle des Lebens, denn die tanzenden Elemente werden durch Akasha, den Raum, den bläulich schimmernden Äther, zusammengehalten. Akasha ist die allgegenwärtige Leere und zugleich die Fülle, der Urgrund des Seienden. Hier wird das Bewusstsein rein und klar. Das Licht Gottes beginnt zu leuchten und die tiefste Form der Heilung geschieht.

Das Geschehen ist ein Geschenk des Lebens. Deshalb kommt es auch bei Versenkung und Stille auf das richtige Maß an. Zu viel davon macht sensibel und manchmal auch überempfindlich. Dann können alltägliche Arbeiten der richtige Ausgleich sein. »Ernte die Melisse, wenn sie reif ist«, sagte mir vor Jahren eine lebenserfahrene Heilerin. Der richtige Zeitpunkt, die richtige Aktivität.

6

Ausklang

Das Meer

Das reine Bewusstsein, das innere Feld reinen Gewahrseins erinnert mich an ein Meer. Der unbegrenzten Ozean des Seins enthält alles. Wir können es auch die göttliche Liebe nennen, die alles umfängt, oder das Licht des Göttlichen. Die Brandung des Meeres befördert ständig mit neuen Bewusstseinwellen tief verborgene Gedanken und Gefühle zu Tage, bringt sie ans Licht der Erkenntnis. Der Mensch nutzt nur einen kleinen Bruchteil des in ihm liegenden Potenzials. Meditation ist eine Möglichkeit, im reineren Wasser tief am Grunde des Meeres zu baden.

Das Leben ist eine Berg- und Talfahrt. Dabei haben wir mal mehr und mal weniger Blick auf das Meer. Was bleibt, ist die Sehnsucht und die Suche nach dem Meer der Seelen, die sich nach der Vollkommenheit des Göttlichen sehnen. Die Sehnsucht im Tanz spiegelt einen Teil dieser Suche nach der Erfahrung von Ganzheit und Fülle, nach Integrität und Geborgenheit, danach in der inneren Mitte zu ruhen und im Selbst fest gegründet zu sein.

Die Reise des Lebens führt durch die Vielfalt der Erscheinungsformen. Mitunter umfängt uns der Schleier der Maya, hin und wieder erblicken wir das Licht der Wahrheit. In Kindertagen tröstete mich meine Großmutter mit einem kleinen Sprechgesang. Er stammt aus einer Theateraufführung mit Musik, die unser Lehrer mit meiner Klasse zum Abschluss der Grundschule einstudierte. An den Inhalt des Märchenstückes erinnere ich mich nicht mehr, wohl aber an die Großmutter und die Textstelle, in der die Zwerglein traurig und betrübt am Gelingen ihrer Reise zweifeln:

Oh so weinet doch nicht,
Oh so weinet doch nicht,
hinterm Berg steht die Sonne,
ihr seht sie nur nicht.

Der aufmunternde Rat hat mich manchen Weg weitergehen lassen, der in die Irre zu führen schien und an dessen Ende doch die Sonne erschien, so wie sich am Ende jeder Nacht die zarten Farben des Sonnenaufgangs am östlichen Himmel zeigen. Alle Wege, wie beschwerlich oder schön sie auch scheinen mögen, führen letztlich zum selben Licht. Wie auch immer die Reise sein mag, es lohnt, nicht nur an der Oberfläche zu verweilen, sondern einen Blick hinter die Kulissen zu werfen und die Wahrheit auf immer feineren und tieferen Ebenen zu suchen.

Der Tanz und jede hingebungsvolle Tätigkeit schenkt uns die Erfahrung des Berührtseins. Unsere seelische Existenz ist viel umfassender, als der Verstand zu ahnen vermag.

Bergwanderung

Während meines Aufenthaltes in Portugal machte ich eine sehr lehrreiche Bergwanderung. Ich hatte gar nicht vorgehabt, sie mitzumachen. Eine geraume Zeit schon hatte ich mich in einer inneren Schonhaltung ganz behaglich eingerichtet. Die Leiterin unseres Retreats sagte, wir träfen einen netten Mann, der uns Flora und Fauna der Bergwelt erklären würde. Danach würden wir gleich mit ihm zu seinem Heim fahren, wo er uns mit landestypischen Gerichten bewirten würde.

Unser Bergführer hieß Kai. Er wird mir in ewiger Erinnerung bleiben. Sein Heim war eine hoch in den Bergen gelegene Einsiedlerklause, ein kleines Steinhaus an einem terrassenförmig angelegten Garten am Rande eines verlassenen, nahezu unbewohntes Dorfes hoch über endlos scheinenden Hügelketten. Das sollten wir später kennen lernen. Doch zunächst, so erfuhren wir, war ihm die Frau der Einsamkeit in der Bergeswelt müde davongelaufen. Er versuchte, sie telefonisch zu erreichen, und es war noch nicht sicher, ob sie die ersehnte Mahlzeit zubereiten würde. Bis zu seiner Hütte mit dem sagenhaften Rundblick weit über die Berge, weit, weit, weit, würden es nur etwa drei Stunden Fußmarsch sein, immer bergauf.

Da hätte ich am liebsten auf der Stelle kehrt gemacht. Doch mir blieb in der verlassenen Gegend nichts anderes übrig, als bei der Gruppe zu bleiben. Der Bergführer bemerkte wohl meine Angst vor Überforderung an der bittenden Art, wie ich ihn ansah.

Der Aufstieg war mühsam. Steil, dazu die glühende Sonne und flirrende Hitze. Nach jeder Etappe legte er jedoch eine Pause ein und erzählte Interessantes über die uns umgebende Natur. Jedes Mal setzte ich mich hin und trank ein paar Schlucke Wasser. Mir war das Ganze etwas peinlich. Die anderen Teilnehmer schienen routiniert im Bergsteigen. Sie tranken wenig und waren ständig auf dem Sprung weiterzugehen. Bedauernde Blicke trafen mich.

Nach einigen Etappen und Ruhepausen fühlte ich mich mit einem Mal kräftiger und guter Dinge. Ich erkannte, dass der geübte Bergführer die Prinzipien des einfachen, mühelosen Bergsteigens verinnerlicht hatte und wohl intuitiv dem ayurvedischen Leistungsideal folgte. Zunehmend begann ich mich an Bewegung und Natur zu erfreuen. Die anderen plapperten und schnatterten beim Gehen freudig durcheinander. Ich blieb in sicherem Blickkontakt mit dem Bergführer für mich allein.

Er zeigte uns wildwachsende Kräuter und ließ sie uns kosten. Dazu der herrliche Duft der Bäume. Erinnerungen an vergangene Tage stiegen auf. Mein Vater war ein passionierter Bergwanderer gewesen. Er sah die Natur auf eigene Weise. Eine kleine Blume am Wegesrand berührte ihn ebenso wie ein majestätisches Bergpanorama. »Im Kleinsten das Größte, im Größten das Kleinste«, lautet eine vedische Weisheit.

Als ich mehr Sicherheit im Bergsteigen gewonnen hatte und mich mehr an Gesprächen beteiligte, arbeitet unsere Gastgeberin mit mir ein wenig an der Veränderung meiner inneren Einstellung. Ich bin mir nicht ganz sicher, ob ich mich nicht eigentlich über unsere eifrigen Affirmationen amüsierte, doch ich sagte mir, dass ich gesund und leistungsfähig sei, und freute mich darüber. Nun bemerkte ich zu meinem Erstaunen, dass ich munter und zunehmend vergnügt wanderte, während einige der anderen ihre Mühe hatten und über vielerlei Beschwerden klagten.

Der Bergführer erklärte, wie sinnvoll es sei, mit den Kräften hauszuhalten, rechtzeitig auszuruhen und Leistungsgrenzen wahrzunehmen. Außerdem sei es reinigend und energetisierend, häufig Wasser in kleinen Schlucken zu sich zu nehmen. Genau das hatte ich in meiner Not getan. Meine Körperintelligenz hatte mir spontan den Weg gewiesen.

Das Geheimnis liegt in der Einfachheit eines möglichst entspannten Tuns. Tue weniger und erreiche mehr. Beim Tanzen hatte ich dieses Prinzip schon durch rechtzeitiges Einlegen von Ruhepausen und den Wechsel von dynamischeren und ruhigeren Bewegungen umgesetzt. Unser Bergführer hatte genau diese Erkenntnisse auch in seinem Metier erworben. Unnötiger Ehrgeiz schadet eher, als dass er nützt.

Endlich erreichten wir das Plateau. Unser Bergführer wurde immer nervöser, wenngleich er auch versuchte, es sich nicht anmerken zu lassen und Optimismus zu verbreiten. Seine Frau hatte er noch nicht erreichen können. Die Spannung stieg. Würde es nach der Mühe die wohlverdiente Mahlzeit mit den Früchten, dem Gemüse und Getreide des Landes geben?

Als wir die Hütte erreichten, konnten wir aufatmen. Bergsteigers Frau hatte es doch nicht übers Herz gebracht, sang- und klanglos zu verschwinden. Sie hatte eine kleine, sehr feine Mahlzeit mit selbstgebackenem Brot bereitet und Getränke bereitgestellt. Wir saßen vor der Hütte mit dem Blick über das weite Land und ließen es uns schmecken.

Sva Rupa

Von dem einsamen Berggipfel mit dem unendlich weiten Blick über die Hügelketten bis hin zu dem Meer geht meine Erinnerung zurück zu einem Hotel hoch über dem Schliersee, in dem ich einen Teil meiner Ausbildung zur Meditationslehrerin absolviert habe. Hier berührte mich eines Abends ein Gedicht:

> *In der Stille höre ich in jedem Wiegen des Grases, in jedem Körnchen Staub, in jedem Bereich meines eigenen Körpers, in den sichtbaren und unsichtbaren Welten, in den Planeten, der Sonne und den Sternen, den freudigen Tanz der Atome aus unendlicher Zeit – die Myriaden von murmelnden Wellen des Rhythmus.*
>
> Rabindranath Tagore

In der Weite der Bergwelt, mit Blick auf den See, der wie ein blaues Juwel geborgen inmitten der grünen Hügellandschaft tief unten aus dem Tal zu mir heraufschimmerte, streifte mich ein Ahnen vom göttlichen Wirken, das in allem, was sich bewegt und doch unbewegt ist, ewig tanzt.

Die Dichter und spirituellen Lehrer Rumi und Tagore sagen in ihren Liedern, die dem ewigen Geliebten huldigten, auf ihre Art dasselbe:

Es sollen Ich und Du zu einer Seele werden,
versunken endlich ganz in dir, o du Geliebter.
Rumi

Lass meines Lebens Saiten von der Berührung
Deiner Hand erklingen und die Musik sei Dein
und Mein.
Rabindranath Tagore

Ich war damals zweiundzwanzig Jahre jung und rätselte ein wenig daran, was er damit wohl meinte. Dennoch gab Tagores »Lieder von Kabir« meinen Gefühlen und meiner Seele Nahrung. Sie mussten etwas sehr Erhabenes sein, dem man in der wundersamen und fremdländischen Welt des Dichters oder allenfalls ein wenig in der

Weite hoch über dem See in der Stille eines Meditationskurses begegnen konnte, geborgen in einer herzlichen und freudigen Atmosphäre, nicht jedoch im alltäglichen Leben.

Natürlich hatte ich bereits in vielen Meditationen und auch in manchen Lebenssituationen Erfahrungen mit der Stille gesammelt, aber dem kosmischen Geliebten begegnete ich erst Jahre später auf der Terrasse im Gärtchen unseres Hauses auf dem Lande. Es war ein Tag wie viele andere.

Ich schaukelte ein wenig, als mich meine Sehnsucht auf eine gedanklichen Reise führte, Jahrzehnte zurück. Etwas verträumt sah ich den Sonnenstrahlen zu, die in milchig-rötlichen und zugleich transparent-klaren Farben schräg durch den Garten schienen und meinen Blick nach Norden lenkten.

Die Himmelsrichtungen, so merkte ich, waren vom Sonnenlicht tatsächlich verschieden beleuchtet und der Himmel zeigte sich jeweils in anderen Farben und Formen. Von der Naturbeobachtung ausgehend, dehnte sich meine Erfahrung aus. Mir war, als sei ich inmitten des mich umgebenden Meeres von kleinen Häusern, wie auf dem Gipfel eines Berges, von dem ich die erhabene Aussicht genieße.

Die Sehnsucht, die zuvor an Erleben gebunden war, dehnte sich ins Unendliche, wurde vage und unbestimmt.

Ist es am Ende die Sehnsucht nach dem göttlichen Geliebten, welche die Triebfeder unseres Handelns und menschliche Ursehnsucht ist? Ein Sehnen ohne Sucht: Erfüllung, Fülle. Mein Bewusstsein weitete sich und ich fühlte und erkannte den göttlichen Geliebten. In diesem Moment endlich verstand ich Kabir, den Tanz der Atome, die göttliche Gegenwart, die Geborgenheit des All-Eins-Seins. Sie spiegelte sich in jedem Strahl der Sonne, in jedem Atom, in meinem Bewusstsein und bereitete mir ein unglaubliches, nie gekanntes Erstaunen. Alles ist da. Alles ist in uns selbst. Es gibt keine Notwendigkeit, in die Ferne zu wundersamen Orten zu gehen, keine Notwendigkeit, etwas Bestimmtes zu wünschen, zu wollen, zu bedenken. Es ist ALLES da. Perfekt in diesem Moment. Der Friede ist in uns oder nirgendwo.

Das wahre Wesen, die göttliche Form beginnt zu erklingen. Sva Rupa. In kleinen, kleinen Schritten nähern wir uns dem göttlichen Geliebten, um ihn wieder zu verlieren, wieder zu finden, zu verlieren, zu finden, obwohl er immer da ist. Shakti und Shiva sind eins.

Dem Klang der eigenen Seele lauschen

Die schönen Klänge des Veda sind die Klänge der Natur selbst. Eigentlich lauschen wir dabei dem Klang unserer eigenen Seele, denn sie ist ein Teil der Natur, ein Teil der Weltenseele, ist Brahman.

Im Ayurveda gibt es viele Empfehlungen, wie man im Klangerleben in Einklang mit sich selbst kommen kann. Die therapeutisch-heilsamen Methoden habe ich beschrieben und die Verbindung zum Ursprung aufgezeigt, zu Veda, Wissen, und zu Ayur, Leben.

Es ist die Natur selbst, die uns auf einfachste und vollkommenste Weise beschenkt. Es ist schön und bereichernd, immer wieder Momente heilsamer Klangerfahrungen in unser Leben einfließen zu lassen und Achtsamkeit für das zu entwickeln, was unser Leben verschönt und bereichert. Dies kann ein Spaziergang sein, das Zwitschern der Vögel, das Rauschen der Bäume, das Plätschern eines klaren Baches, das Wiegen der Halme im Wind, der Klang von Sonne, Mond und Sternen. Schön ist es, sich die Zeit zu nehmen, sich auf eine Bank zu setzen und dem Klang des Atems zu lauschen und hinzufinden zum eigenen Klang der Seele. In solchen Momenten des Glücks werden wir mit frischer Energie für den Alltag beschenkt.

Der Atem selbst erschafft das Mantra. In den Atemgeräuschen des Ein- und Ausatmens können wir mit dem inneren Ohr das So Ham hören. Das bedeutet: Es bin Ich. Es oder das reine Sein, Brahman genannt, steht an erster Stelle. Damit wird ein Bewusstseinszustand beschrieben, in dem sich die begrenzte Persönlichkeit dem ewigen Selbst überantwortet hat, das im innersten Herzen wohnt. Die spirituelle Seele ist an sich ewig mit Gott verbunden. Aus der Intensivierung von So Ham entsteht das Om.

Alle Fülle ist Klang. Klang ist alle Fülle. Der Klang des Allseienden. Vom Tanz, dem Ausdruck der äußeren Bewegung, schließt sich der Kreis zur Stille des reinen Seins. Beide sind eins und doch verschieden. Sie sind miteinander verbunden wie in einer Schleife, so dass stets eines in das andere überfließt.

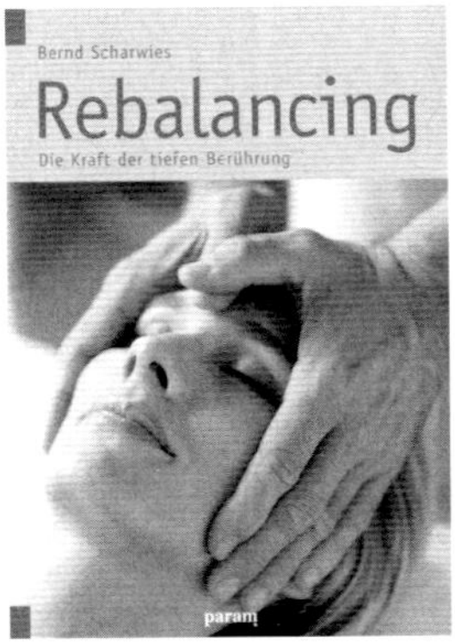

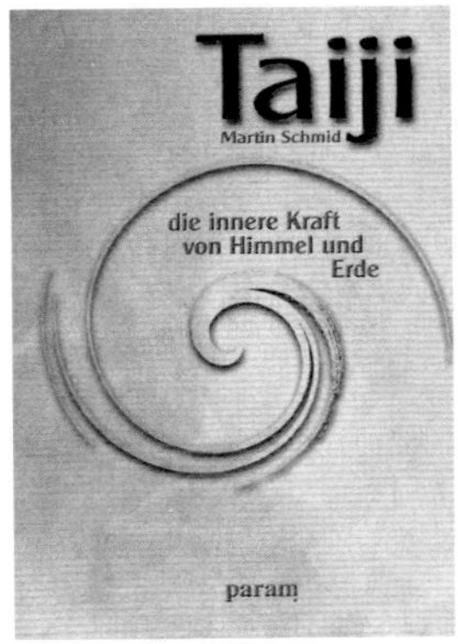

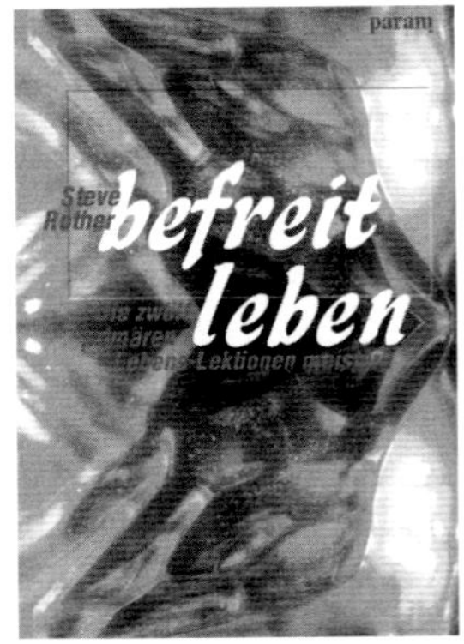

Bernd Scharwies
Rebalancing
Die Kraft der tiefen Berührung

240 Seiten, viele farbige Abb., Festeinband
ISBN 978-3-88755-349-4

Martin Schmid
Taiji
Die innere Kraft von Himmel und Erde

160 Seiten, Festeinband
ISBN 978-3-88755-347-0

Steve Rother
befreit leben
Die zwölf primären Lebenslektionen meistern

224 Seiten
ISBN 978-3-88755-269-5

Carlo Socci
Chakra-Mandala
Das kreative Malbuch

4. Auflage
48 Seiten extra starkes Papier
ISBN 978-3-88755-204-6

Barry Long
Briefe in Liebe
Briefwechsel mit dem Autor von »Sexuelle Liebe auf göttliche Weise«

196 Seiten
ISBN 978-3-88755-346-3

Maharani Anand
Die Herz-Umarmung
Dieses Buch kann Beziehungen heilen

3. Auflage
144 Seiten plus CD
ISBN 978-3-88755-205-3

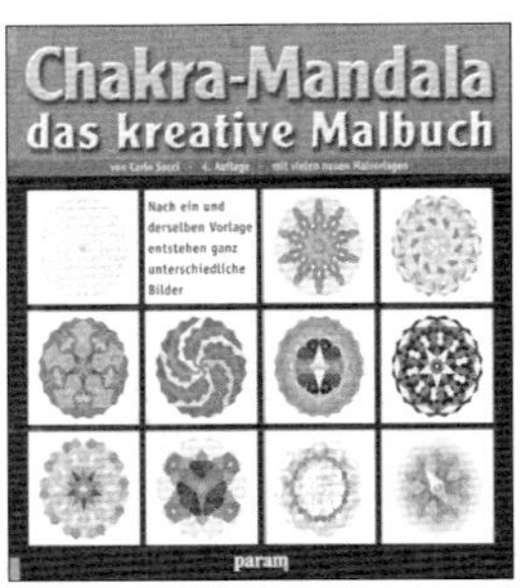

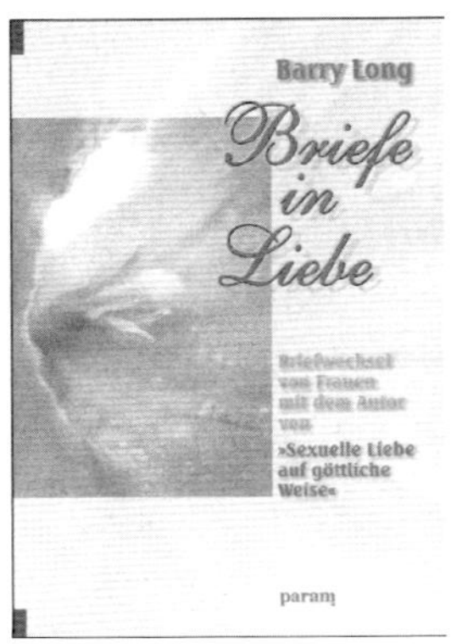

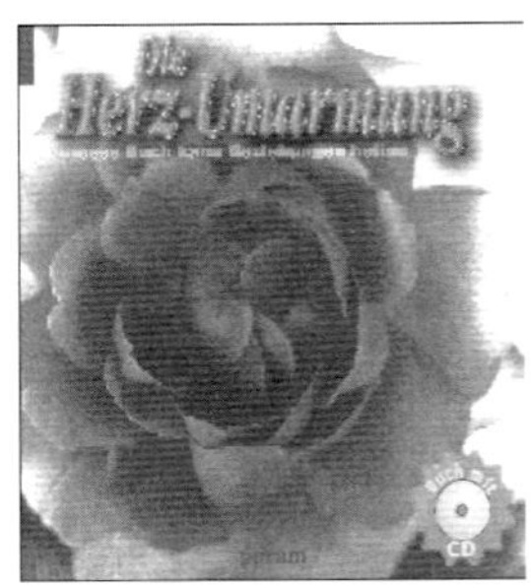